GUIDE PRATIQUE

DU

MÉDIUM GUÉRISSEUR

SEPTIÈME ÉDITION

[Sous l'égide de MUMS]

PARIS

LIBRAIRIE DES SCIENCES PSYCHOLOGIQUES

5, RUE DES PETITS-CHAMPS, 5

Et 24, même rue (entrée 1, rue de Chabannais)

à partir du 1ᵉʳ juillet 1888

1888

Ouvrages d'ALLAN KARDEC sur le Spiritisme

Le Livre des Esprits (*Partie philosophique*), contenant les principes de la doctrine spirite. Vol. in-12, 33e édition . . . . . ,. . . . . . **3 fr. 50**
    Édition de luxe, reliée, avec portrait de l'auteur . . . . . . **5 francs.**

Le Livre des Médiums (*Partie expérimentale*). Guide des médiums et des évocateurs, contenant la théorie de tous les genres de manifestations. 1 vol. in-12, 20e édition . . . . **3 fr. 50**

L'Évangile selon le Spiritisme (*Partie morale*), contenant l'explication des maximes morales du Christ, leur application et leur concordance avec le Spiritisme. 1 vol. in-12, 20e édition · . . . . **3 fr. 50**
    Édition de luxe, reliée, avec portrait de l'auteur . . . . . . **5 francs.**

Le Ciel et l'Enfer, ou la Justice divine selon le Spiritisme, contenant de nombreux exemples sur la situation des Esprits dans le monde spirituel et sur la terre. 1 vol. in-12, 11e édition . . . . **3 fr. 50**

La Genèse, les Miracles et les Prédictions, selon le Spiritisme. 1 vol. in-12, 8e édition. . . . . **3 fr. 50**
    Éditions anglaise, espagnole, hollandaise, italienne, allemande, brésilienne et grecque des ouvrages fondamentaux.

Le Répertoire du Spiritisme, par M. CROUZET, avocat. Guide précieux pour les spirites qui veulent faire des recherches dans les treize premières années de la REVUE et les six ouvrages fondamentaux.
Au lieu de 5 fr. **3 francs.**

Le Livre des Esprits, des Médiums, Ciel et Enfer, en anglais. 3 vol. reliés, chacun. . . . . **9 francs.**

ABRÉGÉS

Qu'est-ce que le Spiritisme ? Introduction à la connaissance du monde invisible ou des Esprits. 1 vol. in-12, 37e édition . . . . **1 franc.**

Le Spiritisme à sa plus simple expression. Exposé sommaire de l'enseignement des Esprits et de leurs manifestations. Brochure in-18 de 66 pages : **15** cent.; port payé. . . . . **0 fr. 20**
    Vingt exemplaires : **2** fr.; par la poste. . . . . **2 fr. 60**

ÉDITIONS EN LANGUES ANGLAISE, PORTUGAISE ET RUSSE

Résumé de la loi des Phénomènes spirites. Brochure in-18, **10** c.; par la poste. . . . . **0 fr. 15**

Caractères de la Révélation spirite. Brochure in-18 : **15** cent.; par la poste. . . . . **0 fr. 20**
    Vingt exemplaires : **2** fr.; par la poste. . . . . **2 fr. 60**

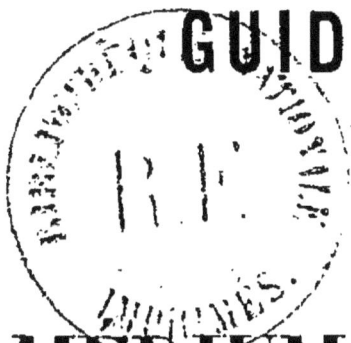

GUIDE PRATIQUE

DU

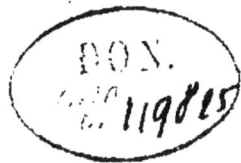

MÉDIUM GUÉRISSEUR

SEPTIÈME ÉDITION

[Sous l'égide de MUMS]

PARIS

LIBRAIRIE DES SCIENCES PSYCHOLOGIQUES

5, RUE DES PETITS-CHAMPS, 5

Et 24, même rue (entrée 1, rue de Chabannais)

à partir du 1ᵉʳ juillet 1888

1888

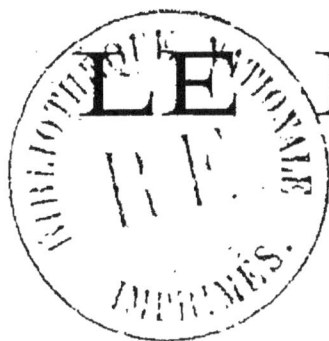

LE MÉDIUM

Le Médium (du latin *medium*, milieu, intermédiaire), est la personne qui peut servir d'intermédiaire entre les Esprits et les hommes.

La faculté du médium s'appelle indifféremment médiumnité ou *médianimité*.

Quiconque est apte à recevoir ou à transmettre les communications des Esprits est par cela même *médium*.

La médiumnité, faculté multiple, présente une variété infinie de nuances dans ses moyens et dans ses effets.

Cette faculté est inhérente à l'homme, à différents degrés, et toute personne qui ressent à un degré quelconque l'influence des Esprits est médium; il en est très peu chez lesquelles on ne trouve quelques rudiments de cette faculté.

Dans l'usage ordinaire, le mot médium a une acception plus restreinte et se dit, généralement, de personnes douées d'une puissance médiatrice assez grande, soit pour produire des effets physiques, soit pour transmettre la pensée des Esprits, par la pensée ou par la parole.

Cette faculté n'est pas un privilège exclusif, et chacun peut concourir à la conquête de la médiumnité qui offre tant d'écueils à ceux qui la possèdent: elle peut s'altérer, se perdre, et souvent être la source de graves mécomptes. C'est sur ce point que nous appelons l'attention de tous ceux qui s'occupent de communications spirites, soit directement, soit par des intermédiaires.

Nous disons par des intermédiaires, parce qu'il importe aussi à ceux qui se servent de médiums, de pouvoir apprécier la valeur de leurs communications et la confiance qu'ils méritent.

Le don de médiumnité tient à des causes qui ne sont pas encore parfaitement connues et auxquelles l'organisation physique paraît avoir une grande part.

Au premier abord il semble qu'un don si précieux doit-être le partage des hommes d'élite; l'expérience prouve le contraire. On trouve de puissants médiums chez les personnes dont la moralité laisse beaucoup à désirer, tandis que d'autres, estimables à tous égards, en sont privées.

Celui qui échoue malgré son désir, ses efforts et sa persévérance ne doit rien conclure de défavorable pour lui, ni se croire indigne de la bienveillance des Esprits.

Par la même raison, celui qui en jouit ne saurait

s'en prévaloir, car elle n'est chez lui le signe d'aucun mérite personnel.

Le mérite n'est donc pas dans la possession de la faculté médiatrice qui peut être donnée à tout le monde, mais dans l'usage que l'on en peut faire, distinction capitale qu'il ne faut jamais perdre de vue.

La bonté du médium n'est pas dans sa facilité à obtenir des communications, mais uniquement dans son aptitude à n'en recevoir que des bonnes; les conditions morales dans lesquelles il se trouve sont toutes puissantes, elles offrent les plus grands écueils.

Pour se rendre compte de cet état de chose spécial, et comprendre ce que nous allons dire, il faut se reporter à ce principe fondamental que, parmi les Esprits, il y en a de tous les degrés, soit en bien soit en mal, ou pleins de science ou ignorants; les Esprits sont autour de nous, et lorsque nous nous croyons seuls, ils nous environnent et nous coudoient, les uns avec indifférence, comme des étrangers, les autres nous observant avec des intentions plus ou moins bienveillantes, selon leur nature.

Le proverbe *qui se ressemble s'assemble*, a son application chez les Esprits comme chez nous; plus encore parmi eux, si c'est possible, parce que, comme nous, il ne sont pas sous l'influence des considérations sociales.

Si parmi nous, ces considérations confondent quelquefois des hommes de mœurs et de goûts différents, cette confusion en quelque sorte n'est que matérielle et transitoire; la similitude ou la divergence de pensées sera toujours la cause des attractions ou des répulsions.

Notre âme incarnée n'est pas moins celle d'un Esprit; momentanément recouverte d'une enveloppe matérielle, ses relations avec le monde incorporel moins faciles qu'à l'état de liberté, ne sont pas interrompues d'une manière absolue car la pensée est le lien qui l'unit aux Esprits désincarnés; par la pensée nous attirons ceux qui sympatisent avec nos idées et nos penchants.

Représentons-nous donc la masse des Esprits qui nous environnent, comme la foule que nous coudoyons dans le monde, et partout où nous allons de préférence nous trouvons des hommes attirés par les mêmes goûts et les mêmes désirs; dans les réunions qui ont un but sérieux, vont les hommes sérieux; dans celles qui ont un but frivole, vont les hommes frivoles; partout aussi se trouvent des Esprits attirés par des pensées dominantes. Si nous jetons un coup d'œil sur l'état moral de l'humanité en général, nous concevrons sans peine que dans cette foule occulte les Esprits élevés ne doivent pas être en majorité; c'est bien là l'une des conséquences inéluctables de l'état d'infériorité des incarnés sur notre globe.

Les Esprits qui nous entourent ne sont pas toujours passifs; essentiellement remuants, ils pensent et agissent sans cesse dès que nous les évoquons, nous influençant à notre insu si nous ne discutons pas leurs conseils, nous excitant, nous dissuadant, nous poussant au bien ou au mal, ce qui ne nous ôte pas plus notre libre arbitre que les avis bons ou mauvais reçus de nos semblables.

Lorsque les Esprits imparfaits nous incitent à faire une chose mauvaise, ils savent très bien à qui ils s'adressent; ils nous excitent selon nos penchants, selon les germes du bien et du mal qu'ils voient en nous et nos dipositions à les écouter : l'homme ferme dans ses principes ne leur donne aucune prise, c'est lui qui guide les désincarnés dans la voie de la justice, en les instruisant.

Ces considérations nous ramènent naturellement à la question des médiums. Ces derniers, comme tout le monde, soumis à l'influence occulte des conseils des Esprits bons ou mauvais, les attirent, ou les repoussent, selon les sympathies de leur Esprit personnel; les Esprits mauvais profitent de leurs travers comme d'un défaut de cuirasse, pour s'immiscer à leur insu dans tous les actes de leur vie privée !

Trouvant, par le médium, le moyen d'exprimer leur pensée d'une manière intelligible et d'attester leur présence, ils se mêlent aux communications reçues et même les provoquent, espérant avoir plus d'influence pour dominer en maîtres les groupes qui les accueillent. Ils se regardent comme chez eux, écartent les Esprits qui peuvent les contre-carrer, au besoin prennent leurs noms, et même leur langage; mais ils ne peuvent longtemps soutenir ce rôle s'ils ont affaire à des observateurs expérimentés, non prévenus, qui les démasquent.

1*

Si le médium se laisse aller à ces influences, les Esprits sérieux s'éloignent de lui, ne viennent pas quand on les appelle, ou ne viennent qu'avec répugnance, en voyant que l'Esprit qui s'est identifié avec le médium a élu domicile chez lui pour altérer les instructions reçues.

Si nous avions à choisir un interprète, un secrétaire, un mandataire quelconque, il est évident que ce serait un homme capable, digne de notre estime, et que nous ne confierions pas une mission délicate et nos intérêts à un homme taré ou fréquentant une société suspecte. Il en est de même des esprits éclairés qui ne choisissent pas pour transmettre des instructions élevées, un médium qui a des accointances peu sérieuses, *à moins qu'ils ne veuillent lui donner une leçon ;* ils se servent accidentellement de lui, et le quittent, le laissant à ses sympathies, s'il y tient.

Le médium parfait est donc celui qui ne donne aucun accès aux Esprits arriérés par un travers quelconque, condition difficile à remplir ; mais si la perfection absolue n'est pas donnée à l'homme, il lui est donné d'en approcher, et les Esprits tiennent compte des efforts, de la volonté et de la persévérance de celui par lequel ils se manifestent.

Le médium parfait, éclairé qui se met dans un état absolument neutre, a des communications pleines de vérités et de moralité ; la perfection n'étant pas possible, le meilleur est celui qui a les communications les plus utiles.

Des communications constamment bonnes et

élevées, où ne perce aucun indice d'infériorité,
sont incontestablement une preuve de la supériorité
morale du médium, parce qu'elles attestent d'heu--
reuses sympathies.

Les médiums ne peuvent être tous parfaits ; des
Esprits légers, menteurs, peuvent, en se commu-
niquant, altérer la pureté d'une idée, induire en
erreur le médium et ceux qui s'adressent à lui.
C'est un écueil du Spiritisme dont nous ne nous
dissimulons pas la gravité, qu'on peut éviter avec
du jugement, de la raison et de l'instruction.

La sévérité des conditions dont nous venons de
parler est logique, on en conviendra, mais on aurait tort de se rebuter ; si les communications
mauvaises sont l'indice de quelques faiblesses,
elles ne sont pas toujours un signe d'indignité ; on
peut être faible mais bon ; étant trompé, c'est le cas
de reconnaître ses propres imperfections.

Comme nous l'avons dit précédemment, un médium peut être sous l'influence d'Esprits arriérés,
mais, comme avec la faculté médiatrice l'ennemi
se montre et se trahit, on sait à qui l'on a affaire,
on peut combattre cette influence ; une mauvaise
communication peut devenir une utile leçon, si
l'on sait en profiter.

Il serait injuste, du reste, de mettre toutes les
mauvaises communications sur le compte du médium ; nous avons parlé de celles qu'il obtient par
lui-même en dehors de toute influence, et non
de celles qui se produisent dans un milieu quelconque. Or tout le monde sait que, les Esprits attirés

par ce milieu, peuvent nuire aux manifestations, soit par la diversité des caractères, soit par le défaut de recueillement. C'est une règle générale que les meilleures communications ont lieu dans l'intimité et dans un cercle recueilli et homogène.

Dans toute communication, plusieurs influences sont en jeu; celle du médium, celle du milieu et celle de la personne qui interroge. Ces influences peuvent réagir les unes sur les autres, se neutraliser ou se corroborer; cela dépend du but que l'on se propose et de la pensée dominante.

Nous avons vu d'excellentes communications obtenues dans des cercles et avec des médiums qui ne réunissaient pas toutes les conditions désirables; dans ce cas les Esprits sont venus pour des personnes sympathiques du cercle, et pour leur être utile.

Nous en avons vu de mauvaises, obtenues par de bons médiums, uniquement parce que, l'interrogateur n'ayant pas des intentions sérieuses, attirait des Esprits légers qui se moquaient de lui.

Tout cela demande du tact, de l'observation, l'esprit de justice, et l'on conçoit aisément les avantages que donnent ces conditions réunies.

Les bonnes intentions, la moralité même du médium, ne suffisent pas toujours pour le préserver de l'immixtion d'Esprits légers ou faux savants dans ses communications; il peut leur donner prise par d'autres causes, dont les principales sont la faiblesse de caractère, une trop grande confiance dans l'invariable supériorité des Esprits qui se communiquent à lui ; cette confiance aveugle tient à une cause que nous expliquerons tout à l'heure.

Si l'on ne veut être dupe des Esprits légers, il faut les juger avec le critérium infaillible du bon sens et de la raison. Si les qualités du langage caractérisent parmi nous les hommes vraiment bons et supérieurs, ces qualités sont les mêmes pour les Esprits que nous devons juger à leur langage.

Nous ne saurions trop caractériser celui des Esprits élevés : il est constamment digne, noble, sans forfanterie ni contradiction, pur de toute trivialité, empreint d'une inaltérable bienveillance. Les bons Esprits conseillent, ils ne commandent pas et ne s'imposent jamais ; sur ce qu'ils ignorent, ils se taisent.

Les Esprits légers parlent avec la même assurance de ce qu'ils savent et de ce qu'ils ne savent pas ; ils répondent à tout sans se soucier de la vérité. Nous en avons vu, dans une dictée soit-disant sérieuse, placer avec un imperturbable aplomb, César au temps d'Alexandre ; d'autres affirmer que ce n'est pas la terre qui tourne autour du soleil.

En résumé, toute expression grossière ou simplement inconvenante, toute marque d'orgueil et d'outrecuidance, toute maxime contraire à la saine morale, toute hérésie scientifique notoire, est, chez les Esprits comme chez les hommes, un signe incontestable de mauvaise nature, d'ignorance ou tout au moins de légèreté. D'où il suit, qu'il faut peser tout ce qu'ils disent et le faire passer au creuset de la logique et du bon sens, recommandation que nous font sans cesse les Esprits éclairés.

Ils nous disent : le jugement ne vous a pas été donné pour rien, servez-vous en donc pour savoir à qui vous avez affaire. Les esprits ignorants redoutent l'examen et répètent : « Acceptez nos paroles et ne les jugez pas. » N'ayant pas la conscience d'être dans le vrai, ils craignent la lumière.

L'habitude de scruter les moindres paroles des Esprits, d'en peser la valeur, éloigne les malintentionnés qui ne viennent point alors perdre inutilement leur temps, puisqu'on rejette tout ce qui est mauvais ou d'origine suspecte. Mais lorsqu'on accepte AVEUGLÉMENT tout ce qu'ils disent, qu'on se met pour ainsi dire A GENOUX devant leur *prétendue sagesse*, ils font ce que font tous les hommes, ils abusent des gens sans jugement, *ridiculement crédules*.

Si le médium est *maître de lui*, s'il ne se laisse pas *dominer par un enthousiasme irréfléchi*, il peut suivre nos conseils; mais souvent l'Esprit le *subjugue* au point de le FASCINER et de lui faire trouver admirables les choses les plus ridicules ! il s'abandonne d'autant plus à cette pernicieuse confiance que, fort de ses bonnes intentions et de ses bons sentiments, il croit cela suffisant pour écarter les mauvais esprits! Non, cela ne suffit pas, car ces Esprits sont enchantés de le faire tomber dans le piège en profitant de sa faiblesse et de sa crédulité. Que faire alors? En référer à un tiers désintéressé qui, jugeant avec sang-froid et sans prévention, pourra voir une paille où il ne voyait pas une poutre.

La science Spirite exige une grande expérience qui ne s'acquiert, comme dans toutes les sciences philosophiques et autres, que par une étude longue, assidue et persévérante, et par de nombreuses observations. Elle ne comprend pas seulement l'étude des phénomènes proprement dits, mais aussi, et surtout « celle des mœurs, si nous pouvons nous exprimer ainsi » du monde occulte, depuis le plus bas jusqu'au plus haut degré de l'échelle.

Il serait trop présomptueux de se croire suffisamment éclairé et passé maître après quelques essais. Une telle prétention ne serait pas d'un homme sérieux. Quiconque jette un coup d'œil scrutateur sur ces phénomènes étranges, voit se dérouler devant lui un horizon si vaste, que des années suffisent à peine pour l'atteindre ; et il y en a qui prétendent le faire en quelques jours !

De toutes les dispositions morales, celle qui donne le plus de prise aux Esprits imparfaits, c'est l'orgueil qui est pour les médiums un écueil d'autant plus dangereux qu'ils ne se l'avouent pas. C'est l'orgueil qui leur donne cette croyance aveugle dans la supériorité des Esprits qui s'attachent à eux, parce qu'ils sont flattés de certains noms qui leur en imposent ; dès qu'un esprit leur dit : Je suis un tel, ils s'inclinent et se gardent bien d'en douter, car leur amour-propre souffrirait de trouver sous ce masque, un Esprit de bas étage ou de mauvais aloi.

L'Esprit qui voit le côté faible en profite ; il flatte son prétendu protégé, lui parle d'origines illustres qui le gonflent encore davantage, lui promet un avenir brillant, les honneurs, la fortune, dont il semble être le dispensateur ; au besoin il affecte avec lui une tendresse hypocrite ; comment résister à tant de générosité ? en un mot il le berne et le mène, comme on dit vulgairement, par le bout du nez. Son bonheur est d'avoir un être sous sa dépendance.

Nous en avons interrogé plus d'un sur les motifs de leur obsession ; l'un d'eux nous répondit ceci : *Je veux avoir un homme qui fasse ma volonté ; c'est mon plaisir.* Lorsque nous lui dîmes que nous allions mettre tout en œuvre pour déjouer ses artifices et dessiller les yeux de son opprimé, il dit : *Je lutterai contre vous, et vous ne réussirez pas, car je le suggestionnerai, il ne vous croira pas.* C'est en effet l'une des tactiques de ces Esprits malfaisants ; ils suggestionnent de la défiance et de l'éloignement pour les personnes qui peuvent les démasquer et donner de bons conseils. Jamais pareille chose n'arrive de la part d'Esprits éclairés.

Tout Esprit qui *souffle la discorde*, qui excite l'*animosité*, entretient les *dissentiments*, révèle par cela même sa *mauvaise nature ;* il faudrait être aveugle pour ne pas le comprendre et pour croire qu'un bon Esprit puisse pousser à la mésintelligence.

L'orgueil se développe souvent chez le médium à mesure que grandit sa faculté ; elle lui donne de l'importance; on le recherche, et il finit par se croire indispensable; de là, un ton de jactance et de prétention, ou des airs de suffisance et de dédain incompatibles avec l'influence d'un sage Esprit. Celui qui tombe dans ce travers est perdu, car sa faculté est faite pour le bien et non pour satisfaire sa vanité ou en faire le marche-pied de son ambition. Il oublie que ce pouvoir dont il est fier, peut se perdre et que, souvent, il lui est donné comme épreuve, de même la fortune à certaines gens. S'il en abuse, les bons Esprits judicieux l'abandonnent peu à peu; il devient le jouet d'Esprits légers qui le bercent de leurs illusions, satisfaits d'avoir vaincu celui qui se croyait fort.

Nous avons vu s'annihiler, se perdre les facultés les plus précieuses, qui eussent pu devenir les plus puissants et les plus utiles auxiliaires, et ceci s'applique à tous les genres de médiums, qu'ils soient pour les manifestations physiques, ou pour les communications intelligentes.

L'orgueil étant un défaut qu'on est le moins disposé à s'avouer à soi-même, qu'on peut le moins avouer aux autres, comment dire à un médium qu'il se laisse mener comme un enfant? il vous tournera le dos, en vous disant qu'il sait se conduire et que vous ne voyez pas clair. Vous pouvez déclarer à un homme qu'il est ivrogne, débauché, paresseux, maladroit, imbécile, il en rira, en conviendra; dites lui qu'il est orgueilleux, il se fâchera, preuve évidente que vous êtes dans le vrai. Les conseils, dans ce cas, sont d'autant plus difficiles à donner que le médium évite le critique et fuit une intimité qu'il redoute.

Les Esprits qui sentent que ces conseils sont la mort de leur pouvoir, poussent le médium vers celui qui l'entretient dans ses illusions; il se prépare des déceptions dont son amour-propre aura plus d'une fois à souffrir.

L'expérience nous a démontré, en maintes occasions, que, là, est la pierre d'achoppement pour la pureté et la sincérité des communications médianimiques. Il est inutile de parler des imperfections morales, telles que l'égoïsme, l'envie, la jalousie, l'ambition, la cupidité, la dureté de cœur, l'ingratitude, la sensualité, etc. Chacun comprend qu'elles sont autant de portes ouvertes aux Esprits imparfaits, ou tout au moins des causes de faiblesse.

Pour repousser un Esprit mauvais, il ne suffit pas de lui dire : va-t-en ! il faut lui fermer sa porte et ses oreilles, lui prouver qu'on est plus fort que lui, et on l'est incontestablement par l'amour du bien, par la charité, la douceur, la simplicité, la modestie et le désintéressement, qualités qui nous concilient la bienveillance des Esprits éclairés; leur appui fait notre force, et s'ils nous laissent parfois aux prises avec les mauvais, c'est pour éprouver le caractère de notre volonté.

Les médiums étant les intermédiaires par lesquels sont obtenues les communications Spirites, leur rôle est très important; l'on ne saurait donner trop d'attention à l'étude de toutes les causes qui peuvent les influencer, non seulement pour eux-mêmes, mais pour ceux qui, n'étant pas médiums, se servent de leur intermédiaire, afin de pouvoir juger du degré de confiance que méritent les communications qu'ils peuvent recevoir.

Tout le monde, nous l'avons dit, est plus ou moins médium; mais il est convenu de donner ce nom à ceux chez lesquels les manifestations sont patentes, et pour ainsi dire facultatives. Or, parmi ces derniers, les aptitudes sont diverses, chacun a sa spécialité.

A première vue, se dessinent deux catégories assez nettement tranchées, les médiums à influences physiques, et ceux à communications intelligentes. Ces derniers présentent de nombreuses variétés, dont les principales sont : les écrivains ou psycographes, mécaniques ou semi-mécaniques, parlants, dormants ou somnambules, auditifs et voyants. Les médiums poëtes, musiciens et polyglottes, sont des variétés des écrivains et des parlants. Pour la définition des autres genres, nous renvoyons au *Livre des Médiums* qui contient la théorie complète de tous les phénomènes Spirites, selon Allan Kardec le fondateur de la doctrine.

A la suite de cette étude préliminaire, nous donnons une série de communications inédites sur les médiumnités les plus importantes, par l'Esprit du *docteur Demeure* dont voici la biographie très concise :

(1) M. Demeure, mort le 25 janvier 1865, était

(1) « Ciel et Enfer, » reproduction interdite.

un médecin homéopathe très distingué, d'Albi (Tarn). Son caractère, autant que son savoir, lui avaient concilié l'estime et la vénération de ses concitoyens. Sa bonté et sa charité étaient inépuisables, et, malgré son grand âge, aucune fatigue ne lui coûtait quand il s'agissait d'aller donner des soins à de pauvres malades. Le prix de ses visites étant le moindre de ses soucis, il se dérangeait plutôt pour le malheureux sans ressources, parce que, disait-il, le fortuné, à défaut de lui, pouvait toujours se procurer un médecin. Au pauvre, non seulement il donnait les remèdes gratuits, mais souvent il laissait de quoi subvenir à ses besoins matériels, ce qui, parfois, est le plus utile des médicaments. On peut dire, de lui, qu'il fut le curé d'Ars de la médecine.

M. Demeure avait embrassé avec ardeur la doctrine Spirite, dans laquelle il avait trouvé la clef des plus graves problèmes vainement demandée à la science et à toutes les philosophies. Son esprit profond et investigateur lui en ayant fait immédiatement comprendre toute la portée, il fut l'un de ses plus zélés propagateurs.

CONSEILS AUX MÉDIUMS

Chénée (Belgique).   Médium : M. Laurent.

Ne vous préparez jamais à une séance après avoir copieusement mangé et prenez vos repas deux heures avant de la commencer; l'influence de la première digestion peut tout déranger.

Après notre repas, il nous est difficile de bien nous manifester; le médium étant plus rétif, nous ne pouvons le maîtriser. Evitez surtout les vins et les liqueurs, car après en avoir pris quelques verres il y a trouble au cerveau, ce qui nous empêche de nous communiquer convenablement; voici le côté matériel.

Voulez-vous une séance utile et le médium bien influencé par son entourage? que chacun soit calme et recueilli. Evitez les chuchotements, les distractions pendant que nous nous communiquons. Désirez tous que la manifestation soit facile au médium, *votre désir est une puissance.*

La médiumnité, lien entre le monde visible et le monde invisible, est le trait-d'union entre les habitants de ces mondes qui se coudoient sans cesse sans en avoir des traces matérielles; les communications confirment ce fait important.

Jésus le disait, il y a dix-neuf siècles : « *Un temps viendra où vos vieillards auront des songes, où vos fils et vos filles prophétiseront, etc.* » Ce temps est arrivé, toutes les médiumnités constatées le prouvent surabondamment.

Cultivez ces précieuses qualités qui vous permettent de correspondre avec vos amis d'outre-tombe, étudiez-les bien dans toutes leurs phases; faites la part du médium et cherchez l'idée de l'Esprit dans la construction de sa dissertation philosophique.

Il faut que cette médiumnité devienne plus générale. *Le temps est arrivé* et vous communiquerez avec nous, non seulement par l'inspiration mais par une médiumnité quelconque parmi celles que nous allons énumérer :

1° *Médiumnité intuitive* (la plus répandue et la plus facile) ;

2° *Médiumnité semi-mécanique* (assez répandue, très utile) ;

3° *Médiumnité mécanique* (peu commune et très convaincante) ;

4° *Médiumnité parlante* (assez rare, bien nécessaire dans une foule de circonstances) ;

5° *Médiumnité dormante ou somnambulique* (la plus belle et la plus facile) ;

6° *Médiumnité auditive* (également belle mais donnant peu de résultats) ;

7° *Médiumnité voyante* (très belle et bien nécessaire pour étudier le monde des Esprits).

MÉDIUMS INTUITIFS

Toute personne qui, soit dans l'état normal, soit dans l'état d'extase, reçoit par la pensée des communications étrangères à ses idées préconçues, peut être rangée dans la catégorie des médiums intuitifs, ou inspirés. L'inspiration nous vient par des influences vers le bien ou vers le mal ; elle est plutôt le fait de ceux qui nous veulent du bien et dont nous avons trop souvent tort de ne pas suivre les conseils; sous ce rapport on peut dire que tout le monde est médium intuitif.

Tout homme a des Esprits familiers qui s'attachent à lui, qui suggèrent au protégé des pensées salutaires. Bien pénétrés de cette vérité, ayons recours à l'inspiration dans les moments où nous ne savons que dire ou que faire ; invoquons avec *confiance* en cas de nécessité, nous serons étonnés des idées qui surgiront en nous comme par enchantement, soit pour un parti à prendre, soit pour une combinaison ou une composition. Si aucune idée ne vient, il faut attendre l'inspiration.

La preuve que l'idée qui survient est bien étrangère, c'est que, si elle eût été en nous, nous en eussions toujours été les maîtres; il n'y a pas de raison pour qu'elle ne se manifeste pas à notre volonté. Celui qui n'est pas aveugle, n'a qu'à ouvrir les yeux pour voir quand il veut; de même celui qui a des idées à lui, les a toujours à sa disposition et si elles ne viennent à son gré, c'est qu'il les puise ailleurs que dans son propre fonds.

On peut encore rattacher à cette catégorie des phénomènes les personnes qui, sans être douées d'une intelligence hors ligne, et sans sortir de l'état normal, ont des éclairs d'une lucidité intellectuelle qui leur donne momentanément une facilité inaccoutumée de conception et d'élocution, et dans certains cas, le pressentiment des choses futures. Dans ces moments qu'on appelle justement d'inspiration, les idées abondent, se suivent, s'enchaînent pour ainsi dire d'elles-mêmes et par une impulsion involontaire et presque fébrile ; il nous semble qu'une intelligence supérieure vient nous aider et que notre esprit est débarrassé d'un fardeau.

Les hommes de génie dans tous les genres, artistes, savants, littérateurs, sans s'en douter, sont des Esprits avancés capables par eux-mêmes de comprendre et concevoir de grandes choses ; or, c'est précisément parce qu'ils sont jugés capables que les Esprits qui veulent l'accomplissement de certains travaux leur suggèrent les idées nécessaires, et c'est ainsi qu'ils sont *médiums sans le savoir*. Ils ont pourtant une vague intuition d'une assistance etrangère, car, celui qui fait appel à l'inspiration ne fait pas autre chose qu'une évocation; s'il n'espérait pas être entendu, pourquoi s'écrierait-il si souvent : « *O génie, viens à mon aide.* »

Les réponses suivantes confirment cette assertion!

— *Quelle est la cause première de l'inspiration?*

« L'Esprit qui se communique par la pensée. »

— *L'inspiration n'a-t-elle pour objet que la révélation des grandes choses?*

« Non, elle a rapport aux circonstances les plus ordinaires de la vie. Par exemple, tu veux aller quelque part : une voix secrète te dit de ne pas le faire, parce qu'il y a du danger pour toi; ou bien, elle dit de faire une chose à laquelle tu ne pensais pas; c'est de l'inspiration. Il y a bien peu de personnes qui n'aient été inspirées dans certains moments. »

*— Un auteur, un veintre, un musicien, par
exemple, dans les moments d'inspiration, pour-
raient-ils être considérés comme médiums ?*

« Oui, car dans ces moments leur âme plus
libre et comme dégagée de la matière recou-
vre une partie de ses facultés d'Esprit, et reçoit,
plus facilement, les communications des autres
Esprits qui l'inspirent. »

— L'Esprit du docteur Demeure nous donne à ce
propos la communication suivante, qui vient corroborer ce qui précède.

DISSERTATION SPIRITE SUR LA MÉDIUMNITÉ INTUITIVE

Groupes de Chênée (Belgique).   Médium : M. Laurent.

Les médiums intuitifs sont très nombreux ; cette
manifestation, la plus vulgaire, a existé dans tous
les temps sous le nom d'inspiration. Les apôtres et
leurs disciples étaient des médiums intuitifs, comme
l'étaient avant eux les prophètes et les grands mo-
ralisateurs de l'antiquité. Depuis le Spiritisme on a
rapporté ces inspirations au monde des Esprits.

Cette inspiration, ainsi que je viens de le dire, est
très répandue ; cette circonstance doit suffisamment
vous dire qu'elle s'obtient facilement. A votre appel
nous agissons sur votre cerveau avec beaucoup de
facilité, et vous ne vous imaginez pas tout ce que
nous vous communiquons ; c'est la communion de
pensées véritable entre les vivants et les morts.

2

Voici comment nous procédons :

Le médium pour entrer en communication avec nous, doit se disposer par le recueillement et la méditation, comme le faisaient les inspirés des temps anciens; il nous prépare ainsi la tâche et nous la rend plus facile dès qu'il est passif.

Par le recueillement, le périsprit du médium se dégage, abandonne en quelque sorte la matière, se fait neutre, ce qui nous permet d'entrer en relation avec lui, puis d'agir sur son cerveau et d'y dérouler l'image que nous avons en vue.

Il faut bien se pénétrer de ceci : le cerveau est un véritable album où, tout ce que l'on sait, tout ce que l'on a appris, est gravé en *images distinctes* l'une de l'autre; nous feuilletons cet album, y ajoutons souvent une nouvelle image, mettons en évidence ce que nous désirons faire remarquer au médium, et cette vision intérieure le frappe; il reproduit, sinon textuellement, au moins le sens de notre pensée ou de l'image que nous lui avons suggérée.

Malheureusement on a le grand tort de ne pas avoir assez de confiance dans ces inspirations. Examinez, méditez attentivement ce que vous produisez par l'inspiration, et ce que vous faites livrés à vous-mêmes, vous trouverez que par la médiumnité vous avez des idées, des solutions rationnelles que vous n'obtiendriez pas à l'état normal; à deux l'on est mieux guidé, mieux renseigné.

Ne vous défiez donc pas de la médiumnité intuitive; laissez-la agir librement, et avec confiance, puisqu'elle est d'une grande utilité dans une foule de circonstances, dans vos causeries, dans vos discussions, dans vos résolutions ; soumettez-la au critérium de votre raison, cela est essentiel, le sage agit ainsi et l'expérience l'ordonne.

MÉDIUMS SEMI-MÉCANIQUES

Cette médiumnité appartient à la catégorie des médiums écrivains, ou *psycographes*.

De tous les moyens de communication, l'écriture manuelle est le plus simple, le plus commode et surtout le plus complet. C'est vers lui que doivent tendre tous vos efforts, car il permet d'établir, avec les Esprits, des relations suivies et aussi régulières que celles qui existent entre nous. On doit s'y rattacher d'autant plus que c'est le mode par lequel les Esprits révèlent le mieux leur nature et leur degré de perfection ou d'infériorité. Par la facilité qu'ils ont à s'exprimer, ils nous font connaître leurs pensées intimes, nous mettent à même de les juger et de les apprécier à leur juste valeur, lorsque nous les livrons aux sévères investigations de notre conscience éclairée et de notre raison.

La faculté d'écrire, pour un médium, est en outre celle qui est la plus susceptible de se développer.

Le médium semi-mécanique, participe du médium purement mécanique, et du médium intuitif ; il sent une impulsion donnée à sa main, malgré lui, mais en même temps, il a la conscience de ce qu'il écrit à mesure que les mots se forment.

DISSERTATION SPIRITE SUR LA MÉDIUMNITÉ
SEMI-MÉCANIQUE.

Groupes de Chênée.   Médium : M. Laurent.

Dans cette médiumnité, nous avons deux moyens de communication; nous les employons selon les dispositions physiques du sujet avec lequel nous désirons nous mettre en rapport.

Dans le premier cas, le cerveau étant libre dès que le médium s'est mis à l'état neutre par la volonté et le recueillement, nous nous emparons du cerveau du médium à l'aide de notre périsprit, et cela partiellement; nous avons ainsi la plus grande facilité de faire agir son bras, et de lui faire tracer les caractères que nous mettons en évidence *en influençant son cerveau*. Dans ce cas, le médium écrit d'une manière naturelle et sans secousses.

Dans le second cas, nous sommes obligés de placer notre *moi*, au lieu et place de celui du médium, pour produire les mêmes effets; c'est au moment où cet échange se fait, que, ressentant l'influence du nouveau *moi* qui le pénètre, le médium éprouve des secousses, des tremblements convulsifs du bras qu'il ne peut empêcher; il sont ou doux ou violents selon l'avancement de l'Esprit qui veut se communiquer.

Cette médiumnité est plus convaincante que la précédente; le médium a toute confiance en elle, son bras étant entraîné involontairement par un courant fluidique.

En outre elle est très expéditive, car nous pourrions faire écrire en une heure, ce qui demanderait trois heures par le travail ordinaire d'un incarné.

Les effluves par lesquelles nous nous communiquons au médium loin d'être nuisibles, le fortifient et le soutiennent; s'il est dans de bonnes dispositions il peut travailler pendant deux heures et plus sans la moindre fatigue.

Cette médiumnité, très répandue, est d'une grande utilité.

Comme corollaire, j'ajouterai que cette médiumnité est sujette à être profanée par des individus se disant faussement et sans scrupule médiums écrivains. Dans ce cas, ils improvisent, ou bien ils ont composé d'avance leurs sujets, rôle qu'ils ne peuvent longemps soutenir!... bientôt on les voit faiblir, ils hésitent, réfléchissent, leurs phrases n'ont plus de sens... la mémoire leur fait défaut; il n'est pas rare de les voir s'arrêter court... ou bien finir ce qu'ils ont commencé par un galimatias et un verbiage décousu et sans suite.

MÉDIUMS MÉCANIQUES

Caractéristique frappante du phénomène, dans cette faculté le médium n'a pas la moindre conscience de ce qu'il écrit; l'inconscience absolue cons-

2*

titue ce que l'on appelle : la *médiumnité passive* ou mécanique, faculté précieuse, en ce sens qu'elle ne peut laisser aucun doute sur l'indépendance de la pensée de l'esprit qui se sert du cerveau du médium.

L'Esprit agissant directement sur la main, par le réseau nerveux, donne à celle-ci une impulsion complètement indépendante de la volonté-du médium; elle marche sans interruption, et malgré le médium, tant que l'Esprit a quelque chose à dire; elle s'arrête quand il a fini.

DISSERTATION SPIRITE SUR LA MÉDIUMNITÉ MÉCANIQUE

Groupes de Chênée.   Médium : M. Laurent.

Comme dans les cas déjà cités (et c'est du reste la règle générale), le médium doit se disposer à recevoir notre influence; son moi se dégage et laisse l'Esprit beaucoup plus libre ; par le mélange de nos fluides le corps du médium se trouve plongé, pour ainsi dire, dans un bain fluidique.

Dans cette médiumnité le cerveau est peu engagé; nous ne nous en servons que pour faire mouvoir les nerfs et les muscles; le corps seul nous sert d'outil pour rendre entièrement notre pensée. Nous nous servons peu de cette médiumnité parce qu'elle exige de notre part un travail extrêmement pénible, et nous référons la médiumnité semi-mécanique car le médium brode, dans ce cas, sur les idées que nous lui communiquons, et cela, avec la plus grande facilité...

Particularité de ce phénomène : parfois le médium peut écrire en même temps, et des deux mains, deux communications différentes.

MÉDIUMS INTUITIFS ET AUDITIFS

Ces médiums entendent la voix des Esprits, voix intimes qui se font entendre dans le for intérieur; d'autrefois, c'est une voix extérieure, claire et distincte comme celle d'une personne vivante. Les médiums auditifs peuvent ainsi entrer en conversation avec les Esprits, et lorsqu'ils ont l'habitude de converser avec eux, ils les reconnaissent immédiatement au caractère de la voix. N'étant point doué de cette faculté intuitive, ou auditive, on peut obtenir une communication, par l'intermédiaire d'un médium auditif qui remplit l'office de truchement.

Cette faculté est agréable quand le médium n'entend que des Esprits éclairés ou seulement les amis véritables qu'il attire; mais il n'en est point de même lorsque des Esprits arriérés s'acharnent et lui font entendre, à chaque minute, des choses désagréables et les plus inconvenantes; il doit s'en débarrasser par les moyens indiqués au chapitre des obsessions (*Livre des Médiums*, n° 249), en faisant appel aux Esprits éclairés qui lui sont sympathiques, et en les priant de l'assister. Quant à l'Esprit, quelque mauvais qu'il soit, il faut le traiter avec sévérité; mais avec bienveillance, le vaincre par de bons procédés, par l'esprit de justice rationnelle que tout homme éclairé trouve toujours en lui.

DISSERTATION SPIRITE

Groupes de Chênée.   Médium : M. Laurent.

Pour la médiumnité auditive, le canal auditif n'est pas nécessaire ; les sons, les voix que le médium entend, sont des sensations spéciales qui actionnent son cerveau. Un sourd peut très bien être médium auditif et cette influence nous est d'autant plus facile, que le cerveau est l'organe sur lequel les sons les plus ténus font sensation ; les images aussi, car tous les actes se traduisent en images que votre cerveau fixe avec soin et inaltérabilité.

Comme je l'ai dit précédemment, cette médiumnité si belle donne peu de résultats.

MÉDIUMS PARLANTS

Si les médiums auditifs transmettent ce qu'ils entendent, ils ne sont pas, à proprement parler, des *médiums parlants*, car, ces derniers, très souvent n'entendent rien ; l'Esprit actionne tout simplement leurs organes de la parole, comme il agit sur la main du médium écrivain.

L'Esprit qui veut se communiquer se sert des organes les plus flexibles chez les médiums; à l'un il emprunte la main, à celui-ci la parole, à ce dernier l'ouïe. Le médium parlant s'exprime généralement sans savoir ce qu'il dit, et souvent il parle de choses complètement en dehors de ses idées habituelles, de ses connaissances, et même de la portée de son intelligence.

Parfaitement éveillé, dans son état normal, le médium conserve rarement le souvenir de ce qu'il a dit: la parole, chez lui, est un instrument dont se sert l'esprit, avec lequel une personne étrangère peut entrer en communication, exactement comme il peut le faire par l'entremise d'un médium auditif.

La passivité du médium parlant n'est pas toujours complète; il en est qui ont l'intuition de ce qu'ils disent, au moment même où ils prononcent des paroles, *mais après ils ne s'en souviennent plus.*

DISSERTATION SPIRITE

Groupes de Chênée.   Médium : M. Laurent.

La médiumnité parlante qui se rencontre assez généralement chez les somnambules, est aussi le lot de personnes non endormies.

Comme dans presque toutes les médiumnités, le cerveau, organe principal des manifestations de l'âme, joue encore le rôle prédominant.

L'Esprit du médium dégagé, l'Esprit qui veut se manifester prend sa place et agit comme si le corps lui appartenait; ce n'est plus, à proprement dire, le médium qui parle, mais l'Esprit momentanément à sa disposition; le timbre, les intonations différant selon l'Esprit qui se communique.

A l'état de veille, de même qu'à l'état somnambulique, le médium n'a presque jamais conscience de ce qu'il dit; les paroles lui arrivent, une à une, sans pouvoir se rendre compte comment cet effet se produit,

MÉDIUMS DORMANTS OU SOMNAMBULES

Le somnambulisme peut être considéré comme une variété de la faculté médianimique, ou pour mieux dire, ce sont deux ordres de phénomènes qui se trouvent très souvent réunis. Le somnambule agit sous l'influence de son propre Esprit; c'est son âme qui, dans les moments d'émancipation, voit, entend, et perçoit en dehors de la limite des sens; ce qu'il exprime, il le puise en lui-même; ses idées sont en général plus justes que dans l'état normal, et ses connaissnces plus étendues parce que son âme est libre. En un mot, il vit par anticipation de la vie des Esprits.

Le médium, au contraire, est l'instrument d'une intelligence étrangère, il est passif et ce qu'il dit ne vient point de lui.

En résumé, le somnambule exprime sa propre

pensée, et le médinm exprime celle d'un autre. Mais l'Esprit qui se communique à un médium ordinaire peut tout aussi bien le faire à un somnambule; souvent même l'état de l'émancipation de l'âme, pendant le somnambulisme, rend cette communication plus facile.

Bien des somnambules voient parfaitement les Esprits, les décrivent avec autant de précision que les médiums voyants, peuvent s'entretenir avec eux et nous transmettre leur pensée; ce qu'ils disent en dehors du cercle de leurs connaissances personnelles leur est souvent suggéré par d'autres Esprits.

La lucidité somnambulique, faculté qui tient à l'organisme, est tout à fait indépendante de l'avancement et de l'état moral du sujet. Un somnambule peut donc être très lucide et être incapable de résoudre certaines questions si son Esprit est peu avancé. Celui qui parle, par lui-même, peut donc dire des choses bonnes ou mauvaises, justes ou fausses, mettre plus ou moins de délicatesse et de scrupule dans ses procédés, selon le degré d'élévation ou d'infériorité *de son propre Esprit*; c'est alors que l'assistance d'un esprit étranger peut suppléer à son insuffisance. Mais un somnambule peut être assisté par un Esprit menteur, léger, ou même mauvais, tout aussi bien que les médiums; c'est ici, surtout, *que les qualités morales* ont une grande influence pour attirer les bons Esprits.

DISSERTATION SPIRITE

Groupes de Chênée.   Médium : M. Laurent.

Cette médiumnité qui a beaucoup de rapports avec le somnambulisme naturel et magnétique, mérite des études très sérieuses ; elle peut rendre les plus grands services.

Ici, l'âme du sujet se dégage, se libère de la matière qui ne la tient plus enchaînée ; elle est libre et peut converser avec nous presque aussi facilement que si elle était désincarnée. En lui parlant dans le langage des Esprits, cette âme saisit instantanément notre pensée et peut la rendre, alors, dans votre langage qui est plus lent et plus difficile que le nôtre.

Tâchez de bien saisir la grande facilité et la ressource que nous offrent ces médiums dormants. Nous leur communiquons nos idées avec la rapidité de la pensée ; ils vous les transmettent librement dans le langage qui leur est propre.

Cette émancipation anticipée de l'âme est un pouvoir acquis par celui qui est digne de le recevoir.

Cette médiumnité se répandra davantage, plus tard, quand l'humanité aura progressé, lorsque la moralité dominera la folie et la passion.

Vous tous, Spirites sincères et dévoués, vous travaillez avec ardeur à cet avènement ; alors, seulement, arrivera le règne de Dieu.

Puisse ce temps arriver bientôt, et sachez y contribuer selon vos forces; c'est ce que je vous souhaite.

MÉDIUMS VOYANTS

Ces médiums sont doués de la faculté de voir les Esprits; il en est qui ont cette faculté à l'état normal. Parfaitement éveillés ils conservent un souvenir exact de ce qu'ils ont vu, tandis que d'autres n'ont ce souvenir que dans l'état somnambulique, ou voisin du somnambulisme. Rarement cette faculté est permanente; elle est presque toujours l'effet d'une crise momentanée et passagère. On peut placer dans la catégorie des médiums voyants toutes les personnes douées de la seconde vue. La possibilité de voir parfois des Esprits en rêve, résulte, sans contredit, d'une sorte de médiumnité, mais ne constitue pas les médiums voyants, à proprement parler.

Le médium croit voir par les yeux comme ceux qui ont la double vue; en réalité c'est l'âme qui voit, et c'est la raison pour laquelle ces derniers voient tout aussi bien les yeux fermés que les yeux ouverts; d'où il suit qu'un aveugle peut voir les Esprits exactement comme celui qui a la vue intacte.

Il y aurait, sur ce dernier point, une étude intéressante à faire; ce serait de savoir si cette faculté est plus fréquente chez les aveugles. Des Esprits

3

qui avaient été aveugles, ont prétendu que, de leur vivant, ils avaient, par l'âme seule, la perception de certains objets, et que, dans ce cas, ils n'étaient pas plongés dans l'obscurité *noire*.

Il faut distinguer les apparitions accidentelles et spontanées de la faculté proprement dite de voir les Esprits. Les premières sont fréquentes, surtout au moment de la mort des personnes que l'on a aimées ou connues, et qui viennent avertir qu'elles ne sont plus de ce monde, sans parler des visions pendant le sommeil. D'autres fois ce sont également des parents ou amis qui, morts depuis plus ou moins longtemps, viennent nous avertir d'un danger ou nous donner un conseil, ou nous demander un service. Le service que peut demander un Esprit consiste généralement dans l'accomplissement d'une chose qu'il n'a pu faire de son vivant; il nous prie d'avoir souvenance des soi-disant morts et de les évoquer. La faculté vraie du médium voyant nettement caractérisée, c'est la possibilité presque permanente de voir les Esprits, de les décrire tels qu'ils étaient de leur vivant, avec leurs vêtements, leurs paroles, leurs coutumes.

Le médium voyant qui est mû par un sentiment d'amour et de justice, qui est animé du désir de soulager les souffrances de ses frères, est assisté spirituellement à son insu; il peut guérir à l'aide de la vision spirite et somnambulique.

Le baron Du Potet fait les réflexions suivantes qui ont leur place ici, car il traite le sujet que nous préconisons :

« Le champ de la science médicale a été cultivé par plus de trois millions d'hommes, et après tant de travail et de labeur, pas une vérité-mère n'a été découverte, pas une certitude n'est venue surgir au milieu des doutes pour ennoblir cet art. Ah! c'est assez; cessez donc, médecins, de poursuivre votre œuvre; abandonnez cette terre maudite que vous avez en vain voulu rendre féconde. Ne voyez-vous pas que, usant bien moins d'hommes, toutes les sciences ont marché, excepté la vôtre? Ne voyez-vous pas que tout se rajeunit et change de forme autour de vous, tandis que vous restez couverts de la rouille des siècles passés? Des germes féconds sont partout répandus à la surface du globe, et seuls, au milieu du mouvement général, vous restez immobiles; les hiéroglyphes de vos maîtres sont indéchiffrables pour votre esprit et vous le savez bien. N'ayant plus la vertu des premiers temps, vous ne trouvez que des paroles amères pour les hommes qui cherchent dans la sincérité de leur cœur à vous ramener aux vrais principes. »

Les vrais principes commandent de prendre la vérité partout où elle se trouve; si le médium voyant prouve l'existence des Esprits, en les décrivant tels qu'ils étaient de leur vivant, il aide puissamment le docteur éclairé, en lui donnant des diagnostics bien en accord avec la maladie à traiter; il le met toujours sur la bonne voie.

L'hypnotisme, la suggestion, la transmission de pensée, la puissance d'endormir à distance, sont de simples branches du magnétisme; nos docteurs, en

pratiquant ces puissances, nous conduisent au spiritisme rationnel et à toutes ses conséquences.

DISSERTATION SPIRITE

Groupes de Chênée.   Médium : M. Laurent.

Cette médiumnité se montre sous des phases diverses et présente diverses particularités ; les uns
voient avec les yeux, des images, un tableau, une
apparition isolée, tangible, palpable même ; d'autres, par l'influence que nous exerçons sur leur moi
peuvent voir et observer tout ce qui se passe dans
la vie d'outre-tombe, nos travaux, nos occupations
et vous apprendre ainsi la manière de vivre des désincarnés.

D'autres tombent en extase ; leur âme se dégage,
et c'est elle qui voit, c'est elle qui comprend, et ce
qui l'entoure ne l'occupe plus ; le monde des Esprits
est momentanément le sien.

Cette médiumnité si belle, est essentielle pour
étudier le monde des Esprits ; elle est très rare, parce
que les Esprits qui secondent le médium voyant,
doivent se livrer à un travail de concentration
extrêmement pénible, surtout pour se rendre vi-
sibles.

Cette faculté peut se développer, mais il faut,
chez le médium, une grande concentration de volonté, qui puisse attirer les Esprits et faciliter la
condensation de leur périsprit.

GUÉRISSEURS

Nous parlons de la médiumnité guérissante avec assurance, en connaissance de cause, pour l'avoir pratiquée depuis longtemps sur une grande partie des membres des groupes de notre association ; elle fait l'objet de nos constantes observations.

Toute personne qui, par un sentiment d'amour du prochain, est animée du désir de soulager ses frères souffrants, est par cela même médium guérisseur ; cette médiumnité est naturellement très répandue, chacun portant en soi le germe de la source de vie, dont il peut toujours disposer avec plus ou moins d'efficacité au profit de son semblable.

C'est par la médiumnité guérissante, principa_lement, que le Spiritisme s'est fait connaître chez nous ; mais hélas ! quel accueil .. que de sarcasmes, que d'avanies n'a-t-on pas lancé contre ces hommes dévoués qui ont soulagé les souffrances physiques et morales de leurs frères en humanité.

Aujourd'hui, il se fait moins de bruit autour d'eux, on est circonspect par prudence ?... peut-être !

— est-ce la crainte d'être obligé d'avouer une réelle ignorance ?... est-on convaincu ?... non, on ne l'est pas. Les *milliers de maladies* dont nous avons obtenu les guérisons, n'ont point dessillé les yeux !.!

Si l'on se tait, c'est parce qu'on a la conviction que, ni les sarcasmes, ni les ironies, ni les *persécutions* mêmes ne peuvent nous arrêter, que nous marchons la tête haute, dans l'esprit de dévouement, de justice et de charité.» Nous pouvons placer en tête de ces persécuteurs, les hommes de science, et spécialement les médecins. L'un de ces messieurs, auquel, selon son désir, nous tâchions de faire comprendre les causes et les effets de nos opérations médianimiques s'écria: «Comment! c'est au moyen d'un fluide que vous opérez! mais alors vous ne faites que du magnétisme, et pas autre chose? » Nous le voulons bien, ce n'est que du magnétisme, mais, docteur, savez-vous ce que c'est que le magnétisme? pouvez-vous le définir? Non; eh bien, les neuf dixièmes de vos confrères sont comme vous, et n'en connaissent pas le premier mot; ce n'est que du magnétisme, mais s'il peut guérir les malades que par impuissance vous abandonnez, pourquoi ne fait-il point partie de vos études? Pourquoi vos facultés de médecine, au lieu d'accueillir avec reconnaissance le magnétisme, s'évertuent-elles à le bafouer, à le conspuer dans la personne des novateurs de génie, des pionniers de l'avenir tels que Mesmer, Puysegur, Deleuze, Du Potet et cent autres qui ont passé leur vie à expérimenter cette nouvelle découverte, à donner à votre ingrate et pauvre science des éléments rationnels et certains de guérison?

Vos études médicales, messieurs, sont incomplètes, elles n'embrassent pas toutes les sciences qui se rapportent à l'art de guérir, pas même le magnétisme que nous plaçons en première ligne, et nous le disons hautement : si votre malade meurt et que vous n'ayez tout d'abord fait usage du magnétisme, vous avez commis un crime que la loi humaine devrait atteindre, dont la justice, immanente en toutes choses, vous demandera un compte sévère.

Nous affirmons, preuves en mains que (par nos opérations magnétiques si vous le voulez), nous guérissons quatre-vingts sur cent des malades abandonnés par vous. Les maîtres en magnétisme, nos devanciers, nos précurseurs en fait de Spiritisme, vous l'on dit avant nous; nos bibliothèques recèlent de savants écrits qui le prouvent.

Qu'étaient ces magnétiseurs? « Des médiums guérisseurs, » pas autre chose; parce que, autrefois comme maintenant, toute personne possède la puissance magnétique et peut s'occuper de soulager ses bien-aimés, sa petite famille, puis ceux qui vivent dans son milieu; il faut pour cela pratiquer la justice, être moral, ami du bien, mettre en exercice la volonté.

Le *Baron du Potet* a dit: « La science est à votre porte et vous ne voulez pas lui ouvrir; elle vous supplie et vous l'insultez; plusieurs d'entre vous l'ont outragée, l'ont frappée même et cette fille divine ne cesse de vous implorer. Ouvrez-lui donc enfin. C'est Hygie, chassée par vous qui revient dans votre temple; son voile est levé, vous ne pouvez méconnaître ses traits. Le charlatanisme impur lui a déjà dit: viens ici! elle y est venue et des guérisons surprenantes sont venues confondre votre raison. Elle s'est retirée de ces lieux qui n'étaient pas faits pour elle, car ces nouveaux prêtres ne pouvaient la comprendre ni la servir. Désolée, elle vous implore à nouveau, c'est de vous qu'elle a besoin, vous qui connaissez l'homme physique jusque dans ses moindres ressorts. Ecoutez-la donc cette fois, craignez de nouveau son éloignement; songez que c'est d'elle que doivent partir les vérités destinées à éclairer les hommes et à les rendre meilleurs et plus humains. Relevez donc les autels de votre Dieu et soyez de nouveau les ministres de ses décrets. Une découverte grande comme le monde, sera, quand vous le voudrez, de nouveau renfermée dans votre temple pour ne plus en sortir.

« Vous serez supérieurs à tous les autres hommes, car vous saurez plus qu'eux ; vous calmerez les alarmes et ferez cesser les craintes ; les douleurs, la mort même, au lieu de vous suivre, fuiront à votre approche.

« Préférez-vous le mensonge à la vérité, les ténèbres à la lumière ? voulez-vous continuer à verser inutilement des flots de sang humain ? Si c'est de l'or que vous voulez, la vérité vous en donnera plus que l'erreur, et les larmes que vous ferez répandre ne seront plus les larmes du désespoir, mais de la joie.

« Sans doute il faut qu'on meure, mais qu'on ne meure pas avant l'âge, victime d'assassinat ; lorsqu'on saura que la nature rappelait à elle la créature qu'elle avait faite infirme, sans que vous ayez en rien avancé le terme fatal, on se courbera sous le niveau sans vous maudire et sans blasphémer contre Dieu.

« Que ne puis-je, dépouillant par la pensée cette masse d'êtres humains grouillant dans les grandes cités, vous la montrer telle qu'elle est! Apercevez-vous les traces de vos instruments? Voyez-vous ces vésicatoires, ces sétons, ces cautères, ces ulcères, ces bras sans muscles, ces poitrines amaigries, cette peau livide, ces cancers; le pus sortant de ces émonctoires comme de ces poitrines que la phthisie dévore? Celui-ci rongé par les dartres, cet autre l'écume à la bouche et se roulant dans la fange? Ceux-ci, jeunes encore, n'ont plus de dents, plus de cheveux, leurs yeux distinguent à peine les objets et il faut que l'optique vienne à leur aide; d'autres ont des hernies, des engorgements scrofuleux!...

« Y a-t-il un de ces corps qui n'ait reçu quelques-unes de vos cruelles atteintes, et n'ait dans le sang quelques-uns de vos poisons? L'air semble vicié par cette population confiée à vos soins et à votre sagesse. Mais, sans dépouiller cette génération, ne voyez-vous pas ces gibbosités, ces corps courbés, atrophiés, déviés, ces membres amputés? Tant de maladies que vous n'avez su ni empêcher ni guérir, n'éclaireront donc jamais vos esprits? Sont-ce là les signes d'une vengeance divine, ou plutôt n'existez-vous que pour montrer aux hommes leur néant et l'impuissance de votre savoir.

« Dieu! prends enfin pitié de la race humaine que tu as formée à ton image! Fais descendre un rayon de ta divine intelligence dans le cœur de tant d'hommes que le mauvais génie inspire. Entends ma voix suppliante, et si je ne puis les tou-

3*

cher et les rappeler à la vérité, ôte-moi ce feu qui me dévore et le cri de ma conscience, sans cela je croirais que tu m'as fait le plus malheureux de tous les hommes.

« Hélas! j'appelle en vain de meilleurs jours, je ne dois point les voir. Le temps viendra pourtant pour les vérités que j'enseigne : les germes en sont déposés dans le cœur de quelques hommes. L'avenir m'apparaît par la pensée, j'y pénètre; je vois une science plus brillante que celle qui nous éclaire, car sa lumière se répandra sur l'immensité ; la destinée de l'homme ne sera plus un problème, et l'art de la conserver aura la sanction universelle. »

PRÉLIMINAIRES

Nous empruntons au même ouvrage du savant magnétiseur le baron du Potet, lequel s'est livré à d'innombrables expériences sur l'application thérapeutique du fluide vital ou magnétique, les observations les plus essentielles qu'il a recueillies de ses études; elles épargneront aux médiums guérisseurs de longues recherches, et par conséquent, des pertes de temps tout en les mettant à même d'apprécier et de juger sainement les causes des effets salutaires qu'ils seront appelés à produire.

Nous les ferons suivre d'instructions médianimiques qui nous ont été données par les Esprits de divers docteurs.

« — Communément, on donne à l'influence occulte que les corps *organisés* exercent à distance l'un sur l'autre, le nom de *magnétisme animal*. Le moyen ou véhicule de cette action n'est point une substance qui puisse être pesée, mesurée, condensée, c'est une substance vitale, dite fluide ou agent magnétique, que l'organisation recèle, et que tout être peut émettre. »

*
* *

« — Douée de propriétés éminemment curatives, elle est susceptible d'une application raisonnée au traitement des maladies. »

*
* *

« — On appelle magnétiser, diriger sur un malade, à l'endroit du mal, ou sur les parties les plus sensibles de son corps; l'agent fluidique, afin d'y occcasionner de la chaleur ou un mouvement quelconque. »

*
* *

« — L'agent magnétique peut pénétrer tout le corps du malade et y produire de nombreux phénomènes; ses effets sont une accélération au mouvement tonique, une accélération de circulation de tous les fluides; par ces faits le magnétisme est un art et une faculté. »

*
* *

« — Tous les hommes sont susceptibles de l'apprendre et de l'exercer selon l'énergie de leurs forces, de leur volonté, on peut dire de leur santé. »

*
* *

« — L'action de magnétiser est aussi physique que de piler quelque chose dans un mortier, scier du bois, travailler à un métier, à la composition d'ouvrages qui demandent de la force et de l'application, enfin aussi physique que les actes accomplis au nom de la volonté. »

*
* *

« — Pour produire des effets sérieux, il faut être persuadé que l'on a, en soi, la puissance magnétique ; il ne s'agit plus, alors, que d'avoir la volonté de l'exercer pour obtenir ces effets. »

*
* *

« — Tout homme qui, avec l'esprit sage et le cœur compatissant exercera sa puissance magnétique, se procurera les jouissances les plus douces qu'il soit possible de goûter, car il procurera des œuvres supérieures à toutes sciences d'écoles. »

*
* *

« — Quoique tous également salutaires, l'effet le plus désirable à obtenir en magnétisme, c'est le somnambulisme ; le cas est rare, et les malades, sans entrer dans cet état, peuvent également guérir. Il ne faut pas le provoquer. Il faut laisser arriver le sommeil, de lui-même, l'agent fluidique ayant en lui une vertu, une propriété dormitive qu'il développera si la nature en a besoin. »

*
* *

« — Un malade est susceptible d'entrer dans l'état somnambulique, si on s'aperçoit qu'il éprouve de l'engourdissement ou de légers spasmes, une légère altération des traits et s'il ferme les yeux ; dans ce cas, il arrive au sommeil si l'on continue la magnétisation. »

Voici comment un médium somnambule s'exprimait interrogé sur le magnétisme :

« — L'homme porte en lui-même autant de fluide qu'il lui en faut pour exister ; mais il n'en a pas toujours assez pour le communiquer aux autres. Ce fluide est élémentaire, léger, subtil, blanchâtre, et lorsqu'il émane de notre corps et qu'il est mû avec vivacité, il devient brillant. Lorsqu'on les magnétise, les malades l'attirent selon leurs besoins organiques différents. »

⁎⁎⁎

« — Ce fluide est répandu dans toute la nature, l'homme seul sait l'employer, par une vertu que sa volonté met en action, et qu'au défaut d'un terme plus convenable, on peut nommer : *vertu magnétique.* »

⁎⁎⁎

« — Il faut que l'opérateur se recueille, ne soit point sujet à des distractions, et uniquement occupé de la personne qu'il veut soulager, s'il veut employer l'un des moyens de la nature et le mettre en action. Il faut que son âme s'élève au plus haut degré de l'amour du prochain, non seulement parce que la justice nous ordonne de l'aimer, mais parce que tous les êtres sont liés par des rapports indissolubles de solidarité ; l'espèce humaine formant un seul corps, cet amour résulte de la nature même de l'homme. »

*
* *

« — Par le mouvement de ses mains, l'homme donne plus d'essor au fluide qui émane de lui ; il y a action de l'opérateur sur le fluide de celui qu'il opère, auquel il communique une rapidité qu'il ne possède pas dans l'état naturel. »

*
* *

« — Le magnétiseur ne doit avoir que ce but : faire le bien et soulager les souffrants ; le magnétiseur et le souffrant doivent être tranquilles, soumis à la Providencce ou au principe actif qui meut toutes choses ; le malade se recueillera et sa volonté restera sans action ; songeant à la puissance curative dont il attend du secours, il attendra son action efficace. »

*
* *

« — Il faut que l'opérateur, placé vis-à-vis de la personne malade, tienne ses mains sur ses épaules, les glisse le long de ses bras, jusqu'à ses mains, qu'il tiendra pendant quelques instants ; ainsi le fluide circulera de l'un à l'autre et se mettra en harmonie. »

*
* *

« — Le magnétiseur doit avoir soin de sa conservation, de ses forces, et maintenir son âme dans la tranquillité et la quiétude. »

*
* *

« — L'émission du fluide magnétique convient à tous les êtres souffrants ; ses effets sont plus salutaires et plus prompts chez les uns que chez les autres. »

✶✶

« — On peut agir sur des personnes éloignées, mais il est nécessaire, préalablement, qu'il y ait un rapport fortement établi entre elles et le magnétiseur. »

✶✶

« — Nous avons dit que le magnétisme est en même temps un art et une faculté. Les médecins devraient posséder la science. Des hommes sains, bien disposés de cœur et d'âme, ayant suffisamment de sensibilité pour être émus à la vue des souffrances d'autrui, devraient exercer seulement l'art de magnétiser (ou, selon le Spiritisme, la médiumnité guérissante), c'est-à-dire, avoir une *méthode régulière*, sans laquelle aucune application rationnelle de la force fluidique dont il dispose ne peut avoir de résultats sur le malade. »

✶✶

« — Précisément parce que nous manquons de connaissances médicales, par conséquent de méthodes régulières d'opération, des Esprits médecins autrefois sur notre sphère, nous ont dicté ce que nous allons publier :

RÈGLE GÉNÉRALE

« — Dans toutes les maladies accompagnées du paroxysme ou de redoublement d'accès de la ma-

ladie, et ces cas sont nombreux, *l'opération magnétique doit précéder l'accès.* »

« — Dans les fièvres intermittentes, par exemple,
il faut que l'opération *procède de deux heures au
moins* l'accès fébrile; dans le cas où l'on n'aurait
que de courts instants entre deux accès de fièvre,
profiter du peu de temps qui est laissé pour agir.

« Soyez assuré que vous ferez peu de bien si
vous attendez que le trouble ait pris tout son développement. Dans cet état le magnétisme a peu
de prise, l'activité qui existe dans la circulation
étant un obstacle à vos efforts. Tandis que, si cette
effervescence se prépare, les matériaux de la fièvre
étant au repos, vous en dérangerez à coup sûr les
dispositions ou les combinaisons, si je puis m'expli-
quer ainsi. Vous avancerez ou vous retarderez l'in-
vasion du mal, et ce premier pas fait, vous en serez bientôt les maîtres.

« — Dans la plupart des affections nerveuses,
surtout dans *l'épilepsie, l'hystérie, la catalepsie,
etc.,* cas où vous n'êtes pas prévenus de l'attaque
subite de l'accès, il est utile, parfois, de la faire ap-
paraître ; vous le pourrez, dans bien des circonstances, en influençant simplement le cerveau avec
cette intention ; la rigidité des membres convulsés
cessera si vous faites des passes longitudinales sur
les parties contractées. Des insufflations chaudes
sur le cœur rétablissent la circulation.

« — A la suite de ces *crises magnétiques répétées*
il reste de la courbature, de la lassitude ; les muscles, quoique revenus à l'état normal, conservent

une sensibilité douloureuse qui cesse avec le repos.

« — Dans toutes les affections, où, pour causes naturelles ou maladives, la sensibilité est vivement excitée par l'émission du fluide, vous devez procéder par *doses infiniment petites*, excepté le cas où le malade, lui-même mis en somnambulisme, vous engage à continuer la magnétisation.

« — Dans les cas *désespérés*, et si la vie s'en va, donnez des forces pendant *cinq ou six heures* de magnétisation si vous le pouvez. Reposez-vous et recommencez ensuite ; ainsi vous ferez naître des crises salutaires en augmentant les ressources de la nature ; la nature du malade, incapable à elle seule de réagir, des réactions se produiront sous vos efforts, et la vie que vous aurez donnée, rattachera au corps du moribond, l'âme qui, effrayée des désordres qu'elle s'était en vain efforcée de détruire, abandonnait la lutte, quittant le domicile qu'un feu intérieur minait sourdement et qui menaçait ruine.

« — Dans toutes les maladies passées à l'état *chronique, une heure* de magnétisation suffit pour un laps de temps de *dix heures ;* ordinairement on en laisse vingt-quatre de repos, l'observation prouvant que cela suffit. En laissant moins d'intervalle, le travail médicateur est plus sensible, la guérison plus prompte.

« — Dans les affections *scrofuleuses* et *lymphatiques*, vous ne pouvez craindre de trop magnétiser ; c'est un terrain froid qu'il faut réchauffer, et lorsqu'il y a des désordres, tels que tumeurs blanches, engorgement des glandes, etc., etc., vous n'obtiendrez rien avec quelques minutes de magnétisation, c'est *par mois* qu'il faut compter ; aussi faut-il que le guérisseur ait une constance à toute épreuve.

« — Dans la *suppression des règles* , opérez *trois ou quatre jours* avant l'époque naturelle pressentie par les femmes, ce qu'elles savent fort bien indiquer ; dans le cas de non succès, recommencer le mois suivant ; la persévérance et la volonté sont une garantie de réussite.

« — Dans tous cas de maladie à traiter chez les femmes, le flux menstruel ne *peut empêcher* la continuation du traitement. Ceux qui ont soutenu le contraire étaient dant l'erreur. Souvent la nature attend cette époque, profite de ce véhicule mensuel pour rejeter les matériaux du sang vicié, et vos efforts réunis aux siens, lui permettent plus facilement cette expulsion.

Les hémorragies doivent seules vous effrayer ; dans ce cas n'agissez qu'en tâtonnant.

« — Le vide prolongé de l'estomac, comme sa trop grande plénitude (chez l'opérateur comme chez les malades), sans empêcher l'action, sont défavorables à la manifestation ostensible des effets curatifs.

« — Vos efforts de volonté doivent être efficaces. Si vous avez des connaissances en médecine, *cherchez l'organe principalement affecté* et lorsque vous l'aurez découvert, dirigez vos doigts, *en pointe*, sur sa surface.

« — Une magnétisation dans les maladies aiguës, donne ordinairemet *peu de résultats*, surtout dans les cas extrêmes; au début, on peut les enrayer en changeant les symptômes par quelques heures de magnétisation. Si vous voulez obtenir plus que des effets curieux, il vous faut prolonger, répéter même à de courts intervalles l'emploi du magnétisme sur le malade et soyez certain que, *quelle que soit la gravité du mal*, si la réaction est possible elle aura lieu; si la nature a cherché à la produire et n'y est point parvenue, aidée de vous, elle cherchera, à nouveau, à se débarrasser de ce qui l'opprime et empêche les libres manifestations du moi conscient.

N'attendez pas qu'il y ait gangrène des intestins, que des organes soient détruits, ou altérés profondément dans les tissus qui les constituent, le mal ainsi fait est irréparable, la mort du corps est inévitable.

DISSERTATION SPIRITE SUR LA MÉDIUMNITÉ GUÉRISSANTE

Groupes de Chênée.   Médium : M. Laurent.

Le principe de toutes choses a été prodigue pour ses créations, et l'homme, son objectif, possède en lui le germe et la source de la vie de l'esprit; l'homme représente le principe actif de toutes choses.

En certains milieux et sous certaines influences,
l'homme émet le fluide vital qui est sa propre vie ;
par ses mains étendues sur une personne souf-
frante, il dirige ce fluide vital, il en imprègne les
organes affaiblis ou lésés pour les saturer de vie ;
il rend au malade le courage et l'espérance.

Par l'évocation, son périsprit puise dans l'espace,
ce réceptacle de forces vives de la nature, ce lieu
où tous les fluides purs se rassemblent ; il y puise
à pleines mains cette vie, cette sève fortifiante qu'il
donne aux souffrants. L'Esprit qu'il évoque, l'aide
dans cette soustraction de fluides dont il se charge,
ce qui lui permet de recommencer sans épuiser ses
forces.

Amis, par la médiumnité guérissante, vous de-
venez les dispensateurs du principe de vie et vous
êtes les prêtres de la charité rationnelle.

Lorsque vous opérerez avec calme, volonté et confiance, nous serons là pour soutenir vos efforts,
pour vous donner la force des premiers apôtres qui
guérissaient en touchant. Ah ! quelle foi ils avaient.
Une seule pensée leur attirait de pures effluves et
leur esprit de justice et de charité chrétienne leur
permettait de les distribuer à pleines mains à l'âge
d'or du christianisme !

Actuellement, les soi-disant serviteurs du Christ
ne savent plus, ne guérissent plus ; ils ont perdu la
tradition ! prêtres catholiques et protestants, au
lieu de prévenir le mal, vous attendez que la mort
atteigne l'homme ; alors, vous apportez votre via-

tique, vous êtes des impuissants, devenus marchands de prières tarifées.

Christ cependant vous a montré l'exemple; le premier il a divulgué ce que c'était que la médiumnité guérissante. Ce juste, ce guérisseur si pur, est venu sur la terre, non seulement pour régénérer moralement l'humanité, mais aussi pour enseigner une loi méconnue, qui bientôt sera seule souveraine maîtresse : la connaissance du fluide universel, sa substance et sa force curatives.

Nota : Le docteur Demeure disait vrai, la science officielle abonde dans ce sens, commence à rendre justice au magnétisme guérisseur dont elle se sert.

RÉFLEXIONS

Les sucs d'une plante, d'une fleur, guérissent, et si parfois ils sont poisons violents, et senteurs âcres, toujours ils sont bienfaisants, dès que, par l'analyse, leur vertu est connue; vertus et qualités diverses sont prises à l'atmosphère. Les plantes (l'herbe des prés entre autres), sont mangées; le mouton et le bœuf en vivent. Nous égorgeons ces braves bêtes, pour manger leur chair qui n'est, en définitive, que de la chair ou de l'albumine condensée.

L'homme respire comme la plante; sans air il mourrait.

Les mêmes principes absorbés par les mêmes moyens, mais en plus grande quantité par l'homme font de ce dernier la Reine des plantes.

L'homme prend à l'air une prodigieuse partie de matières subtiles et volatisées qui font de son corps ce qu'il est, un être d'essence supérieure, un point de jonction de toutes les forces de la création.

Son émanation fluidique est énorme, car il maîtrise toutes les espèces animales; par l'imposition des mains, il peut rendre une fleur plus belle, un fruit plus gros et plus succulent, il peut guérir une branche malade. Si l'homme guérit et embellit une plante, il peut aussi soulager ses semblables; il est certain que, dans une proportion relative, tous les terriens ont cette faculté.

Les magnétiseurs non spirites ont prétendu que la force magnétique guérissante était en nous, cela est vrai, mais si elle est en nous par l'absorption du manger, elle ne l'est pas moins par la respiration. Si nous guérissons avec l'aide d'agents fluidiques, condensés dans notre être, nous guérissons aussi par l'assimilation des gaz. Bien plus, notre corps périsprital aura d'autant plus d'extension que nos pensées seront pures; aussi dans tous les cas où notre corps sera sain, où notre Esprit s'élèvera par le sacrifice et le dévouement.

Dans notre évocation à l'Eternelle activité, dans notre appel aux bons Esprits, il y a une émanation périspritale vers l'espace, et dans ce réceptacle de toutes les forces vitales, notre corps spirituel puise à longs traits; de cette source se fait un dégagement moléculaire qui vient remplacer dans nos organes fatigués le fluide guérisseur laborieusement dépensé.

Notre corps est un laboratoire divin, quand nous savons le préparer à la visite du principe de toutes choses; ce principe est représenté par toute les substances invisibles que nous attirons par affinité, et inéluctablement, selon la grandeur de notre âme, de notre amour, de notre fraternité et de notre esprit rationnel de justice.

Toucher simplement un organe malade, ne suffit que dans quelques cas spéciaux *Aide-toi, le Ciel t'aidera*, dit la sagesse antique. Donc, magnétisons, en nous servant des recherches des hommes spéciaux, ne fussent-ils pas spirites; du reste, les Lafontaine et les autres magnétistes deviennent Spirites, et ce sont les premiers, parmi les esprits forts qui nous ont combattus avec opiniâtreté. Les médecins ont combattu pendant cent ans le magnétisme, en le conspuant, et aujourd'hui, ils l'élèvent au septième ciel. Pour le spiritisme il en sera de même.

MÉTHODE EXPÉRIMENTALE

Lorsque le patient peut s'asseoir, nous le mettons sur un siège et nous nous plaçons en face de lui, *sans le toucher*; plus tard on saura pourquoi.

Nous restons debout, et si nous nous asseyons, nous tâchons toujours d'être sur un siège plus élevé que le sien, de manière à ce que les mouvements des bras que nous avons à faire, ne deviennent pas trop fatiguants.

Lorsque le malade est couché, nous nous tenons debout près de son lit et l'engageons à s'approcher de nous le plus possible. Ces conditions remplies, nous nous *recueillons* un instant et nous regardons le malade.

Lorsque nous jugeons que nous avons la tranquillité, le calme d'esprit désirables, nous dirigeons une de nos mains, ou les deux à la fois, les doigts légèrement écartés, sans être tendus ni raides, vers les parties malades, en suivant les instructions que l'on trouvera plus loin ; on répète les passes (1) d'une manière identique, pendant un quart-d'heure environ, en inspectant, avec soin, les phénomènes qui se développent sous l'action de ces passes.

Notre *pensée doit être active* et n'avoir qu'un but : celui de pénétrer les parties sur lesquelles nous promenons les extrémités de nos doigts, par l'émission d'un *fluide* que nous *supposons* concentré dans nos centres nerveux ; ces fluides suivent le trajet de conducteurs naturels, tels que nos bras, et par suite, nos doigts.

Nous avons dit *supposons*, quoique pour nous ce ne soit point une hypothèse, notre *volonté* met bien évidemment en mouvement un fluide qui se dirige

(1) On appelle passes, un mouvement ambulatoire des bras ; ces passes sont dites : longitudinales, transversales, à grand courant, selon leur direction ou l'étendue que le magnétiseur juge à propos de leur donner ; selon les effets produits, et par leur étude suivie sur le sujet malade, le magnétiseur se fait une méthode appropriée à la nature, à la qualité du fluide guérisseur qu'il émet à l'aide de ses passes.

et descend en suivant la direction des cordons nerveux jusqu'à l'extrémité des mains, pour franchir
cette limite, et frapper les corps sur lesquels on le
dirige.

Lorsque *la volonté ne sait pas le régler*, il se porte,
par irradiation, d'un objet sur un autre qui lui
conviendra mieux ; dans le *cas contraire*, obéis-
sant à la direction qui lui est imprimée, il produit
ce que nous exigeons de lui, lorsque, toutefois, ce
que nous *voulons* est dans le domaine du possible
et de la raison.

Les effets dont le développement suit d'ordinaire
toute magnétisation, apparaissent en raison de
l'*énergie* de notre *volonté*, de la *substance émise* et
de la *durée* de notre action sur le sujet.

Il faut toujours avoir *l'intention* que les *émis-
sions* du principe fluidique soient régulières, et
que, jamais, nos bras et nos mains ne soient en état
de contraction; ils doivent avoir toute leur sou-
plesse, pour accomplir sans fatigue leur fonction
de *conducteur* de l'agent.

Lorsque nous nous sentons fatigués et supposons que l'émission fluidique n'est point suffisante,
nous prenons cinq à dix minutes de repos ; puis
nous recommençons le mouvement de nos mains
(*passes*), comme précédemment, pendant un nouveau quart-d'heure et nous cessons tout à fait quand
nous pensons que le corps du sujet, ou du malade,
est saturé du fluide que nous avons émis. »

INFLUENCE DU MÉDIUM

DANS LES OPÉRATIONS

Groupes de Chênée.   Médium : M. Laurent.

Evitez de manger avant les opérations; n'opérez qu'une heure au moins après vos repas. Pendant la première digestion l'opération est difficile et donne peu ou point de résultats.

La distraction, voici le grand ennemi des opérateurs; occupez-vous toujours de votre malade et ne vous inquiétez pas de ce qui se passe autour de vous; agissez comme si vous étiez seul.

Dans l'opération magnétique le médium est tout, c'est lui qui doit attirer les fluides et les diriger par sa *volonté*. Le désir du souffrant ou plutôt son intention, doit-être de les attirer sur les parties malades.

Tant que le médium se trouvera dans de bonnes conditions voulues, celles du *désir*, de la *volonté*, de l'*attention*, nous pourrons l'aider, le charger du fluide qui aura les qualités substantielles propres au mal qu'il veut guérir.

AVIS DU MAITRE ALLAN KARDEC SUR IA MÉDIUMNITÉ GUÉRISSANTE

(Revue Spirite de 1865).

« Il y a cette différence, entre le magnétiseur proprement dit, et le médium guérisseur, que le premier magnétise avec son fluide personnel, et le second avec la substance ou le fluide des Esprits, auquel il sert de conducteur. Le magnétisme produit par le fluide de l'homme est le *magnétisme humain;* celui qui provient du fluide des Esprits est le *magnétisme* composé de substances plus affinées.

« Le fluide magnétique a donc deux sources bien distinctes : les Esprits incarnés, et les Esprits désincarnés. Cette différence d'origine en produit une très grande dans la qualité du fluide et dans ses effets.

« Le fluide humain est toujours plus ou moins imprégné des impuretés *physiques et morales* de l'incarné; celui des bons Esprits est nécessairement plus pur, et par cela même a des propriétés plus actives qui amènent une guérison plus prompte.

« Mais en passant par l'intermédiaire de l'incarné, il peut s'altérer comme une eau limpide en passant par un vase impur, comme tout remède s'altère s'il a séjourné dans un vase malpropre et perd en partie ses propriétés bienfaisantes.

« De là, *pour tout véritable médium guérisseur,* la nécessité *absolue* de travailler à son épuration, c'est-à-dire à son amélioration morale, selon ce principe vulgaire : nettoyez le vase avant de vous en servir, si vous voulez avoir quelque chose de bon.

« Cela seul suffit pour montrer que le premier venu ne saurait être médium guérisseur dans la véritable acception du mot.

« Le fluide est d'autant plus épuré et bienfaisant que l'Esprit qui le fournit est lui-même plus pur et plus dégagé de passions. On conçoit que, celui des Esprits inférieurs, doit se rapprocher de celui de l'homme et peut avoir des popriétés *malfaisantes*, si l'Esprit est impur et animé de mauvaises intentions.

« Par la même raison les qualités du fluide humain présentent des nuances infinies selon les qualités *physiques et morales* de l'individu; il est évident que le fluide sorti d'un corps malsain, peut inoculer des principes morbides chez le magnétisé. Les qualités morales du magnétiseur, c'est-à-dire la pureté d'intention et de sentiment, le désir ardent et désintéressé de soulager son semblable, joints à la santé du corps, donnent au fluide une puissance réparatrice qui peut, chez certains individus, approcher des qualités du fluide émané par les Esprits éclairés, nommé fluide divin.

« Ce serait donc une erreur de considérer le magnétiseur comme une simple machine à transmission fluidique. En cela, comme en toutes choses, le produit est en raison de l'instrument et de l'agent producteur. Par ces motifs il y aurait imprudence à se soumettre à l'action magnétique du premier inconnu. Abstraction faite des connaissances pratiques indispensables, le fluide du magnétiseur est comme le lait d'une nourrice : salutaire, ou insalubre.

« Le fluide humain étant moins actif exige une magnétisation soutenue et un véritable traitement, parfois très long ; le magnétiseur dépensant son propre fluide , s'épuise et se fatigue, car c'est de son propre élément vital qu'il donne ; c'est pour- quoi il doit, de temps en temps, récupérer ses forces. Le fluide des Esprits plus puissant en rai- son de sa pureté, produit des effets plus rapides et souvent presque instantanés. Ce fluide n'étant pas celui du magnétiseur, il en résulte que la fatigue est presque nulle.

« L'Esprit peut agir directement, sans intermé- diaire, sur un individu, ainsi qu'on a pu le constater en maintes occasions, soit pour le soulager, le guérir si cela se peut, ou pour produire le som- meil somnambulique. Lorsqu'il agit par intermé- diaire, c'est le cas de la *médiumnité guérissante.*

« Le médium guérisseur reçoit l'influx fluidi- que de l'Esprit, tandis que le magnétiseur puise tout en lui-même. Mais les médiums guérisseurs, dans la stricte acception du mot, c'est-à-dire ceux dont la personnalité s'efface complètement devant l'action spirituelle, sont extrêmement rares, parce que cette faculté, élevée au plus haut degré, re- quiert un ensemble de qualités morales que l'on trouve rarement sur la terre ; ceux-là seulement peuvent obtenir, par l'imposition des mains, ces guérisons instantanées qui nous semblent prodi- gieuses ; bien peu de personnes peuvent prétendre à cette puissance. L'orgueil et l'égoïsme étant les principales sources des imperfections humaines, il en résulte que ceux qui se vantent de posséder ce don, qui vont partout prônant les cures merveilleuses qu'ils ont faites, ou qu'ils disent avoir faites, qui cherchent la gloire, la réputation ou le profit, sont dans les plus mauvaises conditions pour l'obtenir, car cette faculté est le privilège *exclusif de la modestie, de l'humilité, du dévouement et du désintéressement.* Jésus disait à ceux qu'il avait guéri : Allez rendre grâce à Dieu, et ne le dites à personne..

« La médiumnité guérissante pure étant donc une exception ici-bas, il en résulte qu'il y a presque toujours action simultanée du fluide des Esprits et du fluide humain ; c'est-à-dire que les médiums guérisseurs, étant plus ou moins magnétiseurs, agissent d'après les procédés magnétiques; la différence est dans la prédominence de l'un ou de l'autre fluide et dans le plus ou moins de rapidité de la guérison. Tout magnétiseur peut devenir médium guérisseur s'il *sait* se faire assister par de bons Esprits; dans ce cas les Esprits lui viennent en aidé en déversant sur lui son propre fluide qui peut décupler et centupler l'action du fluide purement humain.

« Les Esprits viennent vers qui ils veulent, nulle volonté ne peut les contraindre. Ils se rendent à votre demande si elle est fervente, sincère, mais jamais à l'injonction. Il en résulte que la volonté ne peut donner la médiumnité guérissante, et que nul ne peut être médium guérisseur de dessein prémédité.

« On reconnaît le médium guérisseur aux résultats qu'il obtient et non *à sa prétention de l'être.*

« Mais si la volonté est inefficace quant aux concours des Esprits, elle est toute puissante pour
imprimer au fluide des Esprits, ou humain, une
bonne direction et une plus grande énergie. Chez
l'homme mou et *distrait*, le courant est mou, l'émission faible; le fluide spirituel s'arrête en lui mais
sans profit pour lui; chez l'homme d'une volonté
énergique, le courant produit *l'effet d'une douche.*
Il ne faut pas confondre la volonté énergique avec
l'entêtement, car l'entêtement est toujours une
suite de l'orgueil ou de l'égoïsme, tandis que le
plus humble peut avoir *la volonté du dévouement.*

« La volonté est encore toute puissante pour
donner aux fluides les qualités spéciales appro-
priées à la nature du mal. Ce point, qui est capi-
tal, se rattache à un principe encore peu connu,
mais qui est à l'étude, celui des *créations fluidi-*
ques et des *modifications que la pensée peut faire*
subir à la matière. La pensée qui provoque une
émission fluidique peut *opérer certaines transfor-*
mations moléculaires et atomiques, comme on en
voit se produire sous l'influence de l'électricité, de
la lumière ou de la chaleur.

« La prière, volonté qui se traduit en pensées,
lorsqu'elle est rationnelle, fervente; ardente, faite
avec foi, produit l'effet d'une magnétisation, non-
seulement en appelant le concours des bons Esprits,
mais en dirigeant sur le malade un courant fluidique salutaire.

« Si la médiumnité guérissante pure est le privi-
lége des âmes d'élite, la possibilité d'adoucir cer-

taines souffrances, de guérir même, quoique d'une manière non instantanée certaines maladies, est donnée à tout le monde, sans qu'il soit besoin d'être magnétiseur. La connaissance des procédés magnétiques est utile dans des cas compliqués, mais elle n'est pas indispensable. Comme il est donné à tout le monde de faire appel aux bons Esprits, de prier et de *vouloir* le bien, il suffit souvent d'imposer les mains sur une douleur pour la calmer; c'est ce que peut faire tout individu, s'il y apporte la foi, la conscience, la ferveur et la volonté.

« Il est à remarquer que la plupart des médiums guérisseurs inconscients, ceux qui ne se rendent aucun compte de leur faculté et que l'on rencontre dans les conditions les plus humbles et chez les gens privés de toute instruction, recommandent la prière et s'aident eux-mêmes en priant. Seulement leur *ignorance* leur fait croire à l'*influence de telle ou telle formule;* quelquefois même ils *mêlent des pratiques évidemment superstitieuses* dont il faut faire le cas qu'elles méritent.

« Mais de ce que l'on aura obtenu une fois, ou même plusieurs fois des résultats, il serait téméraire de se donner comme médium guérisseur et d'en conclure qu'on peut vaincre toute espèce de mal. L'expérience prouve que, dans l'acception restreinte du mot, parmi les mieux doués, il n'y a pas de médiums guérisseurs universels. Tel aura rendu la santé à un malade, qui ne produira rien sur un autre; tel aura guéri un mal chez un individu, qui ne guérira pas le même mal une autre fois sur la même personne ou sur une autre; tel enfin aura la faculté aujourd'hui qui ne l'aura plus demain et pourra la recouvrer plus tard selon les affinités ou les conditions fluidiques où il se trouve.

« La médiumnité guérissante est une *aptitude*, comme tous les genres de médiumnité, inhérente à tout individu; mais le résultat effectif de cette aptitude est indépendant de sa volonté. Elle se développe incontestablement par l'exercice et surtout par la pratique du bien et de la justice; mais comme elle ne saurait avoir la fixité ni la ponctualité d'un talent acquis par l'étude et dont on est toujours maître, elle ne saurait devenir une profession.

« Ce serait donc, abusivement, qu'une personne s'afficherait devant le public comme médium guérisseur.

« Ces réflexions ne s'appliquent point aux magnétiseurs, parce que la puissance est en eux et qu'ils sont libres d'en disposer.

« C'est une erreur de croire que ceux qui ne partagent pas ces croyances n'auraient aucune répugnance à essayer de cette faculté. La médiumnité guérissante *raisonnée* est intimement liée au spiritisme, puisqu'elle repose essentiellement sur le concours des Esprits; or, ceux qui ne croient ni aux Esprits, ni à leur âme, ne sauraient se placer dans les conditions voulues, car ce n'est point une chose que l'on puisse essayer machinalement.

« Parmi ceux qui croient à l'âme et à son immortalité, combien n'en est-il pas encore aujourd'hui qui reculeraient d'effroi devant un appel aux bons Esprits, dans la crainte d'attirer le démon et qui croient encore de bonne foi que toutes ces guérisons sont l'œuvre du diable.

« Le fanatisme est aveugle ; il ne raisonne pas.

« Il n'en sera pas toujours ainsi, sans doute, mais il se passera encore du temps avant que le jour pénètre dans certains cerveaux.

« En attendant, faisons le plus de bien possible à l'aide du spiritisme ; faisons-en même à nos ennemis, dussions-nous être payés d'ingratitude, c'est le meilleur moyen de vaincre certaines résistances et de prouver que le spritisme n'est pas aussi noir que quelques-uns le prétendent. »

INSTRUCTIONS MÉDIANIMIQUES

Obtenues à Chênée dans un groupe formé spécialement de médiums guérisseurs, sur l'application de cette médiumnité guérissante.

MALADIES DE LA PEAU

Éruptions ordinaires et scrofuleuses. — La rougeole. — La roséole. — La scarlatine. — La variole et ses dérivés. — La gale. — Les dartres. — L'érysipèle. — La teigne. — La croûte de lait.

Ces affections sont très nombreuses dans vos climats ; quoi qu'en pensent les médecins, les maladies externes sont les plus faciles à guérir, ce sont celles qui résistent le moins à un traitement régulier.

Il faut, préalablement, extraire le mauvais fluide par des passes intentionnelles de la tête aux pieds, comme si on chassait de mauvaises émanations.

Commencez l'opération par la tête, puis, par différentes passes, de deux à trois minutes, entourez tout le corps d'un fluide bienfaisant.

Magnétisez de l'eau pour boire, et lavez-en le corps trois fois par jour, avec une éponge; cette eau peut être tiédie, selon le cas.

Observations. Lorsque la marche de ces affections languit, lorsque les éruptions se font attendre, ou que s'étant montrées elles semblent rétrograder au lieu d'avancer, là, surtout, vous constaterez l'efficacité de vos opérations.

Ne craignez ni la fièvre, ni la chaleur qui pourront se manifester; elles sont le résultat du travail qui se fait par vos efforts, de l'augmentation du mouvement nécessaire à la circulation sanguine, et de l'élimination des mauvais fluides, causes de la maladie.

AFFECTIONS SCROFULEUSES

Ici le magnétisme montre rarement son travail d'une manière visuelle ; il faut le deviner, sur de petits signes à peine sensibles. Ainsi, vos magnétisations paraissent tout d'abord sans importance, le malade n'éprouve rien d'apparent. Cependant de petites modifications ont lieu dans le pouls, la peau, par suite, devient plus chaude. Plus tard le ventre se ballonne un peu, des borborygmes ou bruits de gaz se font entendre, la langue se charge d'un enduit mince, et une petite fièvre, bien régulière, se manifeste. Attendez encore un peu. Tout se prépare et ce n'est point la peau qui servira d'émonctoire, ou d'orifices par lesquels sortent les humeurs nuisibles, ni les urines non plus, car elles restent limpides ; mais le ventre devient plus tendre, de légères coliques se font sentir, enfin surviennent des *garde-robes* tout à fait *sérieuses*.

Ne vous y méprenez point ; n'aidez pas la nature par des purgatifs, tout se resserrerait bientôt.

Le travail critique se fait bien, et seul. Des évacuations du bas ventre, alvines, plus abondantes vous l'annoncent ; la lymphe s'écoule, la *fièvre devient plus sensible* et ne craignez rien cependant, car elle n'est que le résultat du travail qui s'opère dans les tissus, travail nécessaire à l'expulsion des fluides qui obstruent les organes et qui, n'ayant pu encore trouver leur écoulement, engorgent les glandes dont la rupture produit des ulcères. Maintenant que les glandes deviennent plus flasques, plus molles, elles s'affaissent sur elles-mêmes, diminuent de volume et les muscles se dessinent davantage.

J'ai ainsi vu se terminer une maladie scrofuleuse au bout de cinq mois de magnétisation, par un dévoiement qui dura *quatorze* heures sans interruption. Il avait fallu ce temps pour le préparer, et les symptômes décrits plus haut l'avaient seuls annoncé.

J'ai vu plusieurs autres de ces affections se terminer plus brusquement mais toujours par des garde-robes sérieuses.

Aucune médication n'avait été administrée pendant ces traitements ; la nature agissait seule.

Ici je dois dire que les procédés d'opération varient. C'est surtout par une *application prolongée de la main sur l'estomac et le ventre* que vous devez agir, car c'est là que se fait le travail et que la crise aura lieu. Quels que soient les engorgements glanduleux, ainsi que leur situation, n'en cherchez pas la cure autrement que je vous l'indique. En supposant que vous agissiez sur leur volume, vous ne feriez que faire refluer les humeurs, les porter dans le torrent circulatoire, d'où elles se reporteraient sur d'autres points pour causer les même désordres.

MALADIES DE LA TÊTE

Apoplexie. — Méningite, — Encéphalite. — Les différentes espèces de congestions cérébrales ou coup de sang. — Les névralgies. — Les migraines.

Passes à grand courant, de la tête aux pieds, pour dégager le mauvais fluide ; puis, émettez du bon fluide sur le sommet de la tête, pendant deux à trois minutes ; descendez les mains jusqu'aux tempes, et établissez un courant fluidique à travers le cerveau ou bien encore, en mettant une main à plat sur la tête, et l'autre sous le menton ; descendez le fluide accumulé sur la tête, à travers les bras, et opérez légèrement le cœur.

Pour les maux de tête ordinaires, la migraine, etc., opérez aussi l'estomac par quatre ou cinq

passes, dégagez par les jambes. D'autres fois, appliquez la main droite sur le plexus cardiaque,
l'autresur le cervelet, et dégagez-vous toutes les
deux minutes.

— Pour les rhumes de cerveau, dégagez par les
conduits nasaux.

— Dans tous les cas, il faut donner à boire de
l'eau magnétisée.

Observations. Dans les cas les plus extrêmes, la
paralysie, l'absence de la parole, la rigidité des
membres, et, dans certains cas, les convulsions,
rien ne doit vous empêcher de tenter la guérison.
Ne sauveriez-vous qu'un malade sur six, et vous
le pouvez, n'est-ce pas un résultat qui doit vous
encourager?

MALADIES DES YEUX

Ophthalmie des paupières. — Conjonctive aiguë, — Taches
de la cornée. — La cataracte. — L'amaurose.

Opérez le sommet de la tête ; amenez le fluide
aux tempes : établissez un courant fluidique ; dégagez le fluide mauvais par les bras.

Opérez ensuite les yeux, ceux-ci étant fermés si
c'est possible ; dégagez du bon fluide pendant quelques minutes : descendez encore le mauvais par les
bras.

Opérez aussi le cœur et donnez de l'eau magnétisée pour baigner les yeux ; l'eau de pluie et de
rivière sont préférables.

L'œil est un organe extrêmement délicat ; il suffit
d'une petite lésion pour le perdre sans retour.

La cataracte et l'amaurose peuvent se guérir, s'il

y a amélioration, après quatre ou cinq opérations; dans le cas contraire, il est inutile de continuer.

MALADIES DE L'OREILLE

Inflammation du pavillon de l'oreille. — L'otite ou catarrhe. — Abcès dans l'oreille. — L'otalgie ou douleur d'oreille. — La surdité.

Opérez le sommet de la tête; descendez le fluide devant chaque oreille et établissez un courant fluidique à travers; dégagez par les bras.

Dans les oreilles, injection d'eau magnétisée, plusieurs fois par jour; on peut la tiédir avant l'injection.

La surdité est ordinairement difficile à guérir, parce que, trop souvent, l'organe est détruit; le succès cependant est certain, s'il se produit une amélioration après quatre ou cinq opérations.

MALADIE DE LA GORGE

Angine. — Maux de gorge ordinaires.

Opérez la tête; dégagez les mauvais fluides par les bras; opérez ensuite la gorge seule en y appliquant la paume de la main, et dégagez les fluides par les extrémités inférieures du corps.

Opérez aussi le cœur.

Eau magnétisée pour gargarismes.

CROUP ET ANGINE COUENNEUSE

Guérison certaine si vous arrivez à l'origine du mal; en tous cas, il faut exiger que l'on prenne un médecin, afin de mettre votre responsabilité à couvert.

Opérez la tête, puis la gorge; prenez la gorge

dans vos deux mains; établissez un courant·fluidique et dégagez par la partie inférieure du corps.

Répétez souvent cette opération, et faites boire de l'eau magnétisée.

MALADIES DE LA POITRINE

Les bronchites, les grippes, la pleurésie, la coqueluche se guérissent en opérant la tête et en dégageant le mauvais fluide de la poitrine. Emettez ensuite de bons.fluides pour la réchauffer.

Les maladies pulmonaires, les fluxions de poitrine demandent des opérations suivies et surtout régulières, et il faut beaucoup d'énergie pour purifier ceux qui en sont atteints.

Opérez la poitrine, dégagez le mauvais fluide par les jambes; les premières opérations ne peuvent avoir d'autre but que de dégager la poitrine du malade.

A la fin de l'opération, émettez du bon fluide pour adoucir et pour que les fonctions de la respiration et de la circulation se fassent plus librement.

Opérez les phthisiques avec foi et confiance, la guérison est certaine pendant les deux premières périodes; passé la seconde période, opérez toujours, mais avec modération, car si vous ne pouvez pas toujours guérir le malade arrivé à la troisième, vous pouvez toujours le soulager, et la charité et la justice ordonnent de le faire.

« Les phthisies, dit *Du Potet*, peuvent être influencées d'une manière favorable à leur orgine; mais, passé le second degré, le magnétisme est contraire si on ne sait le doser. Animé d'une foi vive, j'ai essayé à diverses reprises d'arrêter ce mal cruel; mais plus je faisais d'efforts violents et plus mon énergie était grande, moins je faisais de bien. C'est que l'action d'un remède, quel qu'il soit, doit être calculée en raison de la puissance des organes. Ici cette puissance n'existait que fort peu, et la circulation augmentée, trouvant un organe en partie détruit, ne faisait plus que fatiguer en pure perte ce qui en restait. Souvent même des étouffements, des crachements de sang étaient la suite forcée de mes tentatives. Il est donc une limite où vous devez vous arrêter : ici elle est toute tracée. Vous ne pouvez guérir. Contentez-vous de soulager et vous y parviendrez par un magnétisme doux et de quelques instants. »

Ayant demandé l'avis du docteur Demeure sur l'opinion du baron Du Potet, en ce qui concerne les phthisies arrivées au 3ᵉ degré, voici sa réponse :

« Certes, le baron Du Potet a raison pour des malades arrivés au point de ne pouvoir supporter aucune médication, mais tous les malades de la 3ᵉ période ne sont pas à ce point.

« Il y a différents degrés encore, dans cette période, et je dis qu'on peut les guérir au moyen d'une influence douce et sympathique, si on sait s'y prendre à temps, et si on y met de la persévérance et une sage et tenace volonté. »

MALADIES DE L'ESTOMAC
Gastrite.

Opérez la tête, descendez très lentement jusqu'à

l'estomac que vous magnétisez assez longtemps, en promenant la main de droite à gauche et de gauche à droite ; allez ensuite au cœur que vous opérerez pendant quelques secondes, et dégagez le mauvais fluide par les jambes.

Revenez sur l'estomac que vous magnétiserez en tous sens, puis allez de nouveau au cœur pour y purifier le fluide que vous projetterez ensuite sur l'organe malade.

L'eau magnétisée n'est point nécessaire.

Gastro-entérite.

Magnétisez la tête, descendez graduellement jusqu'à l'estomac que vous opérerez pendant quelques instants ; appliquez une main sur cet organe et l'autre sur le dos, pressez, établissez un courant fluidique et dégagez ensuite par les jambes.

Opérez aussi le cœur et répétez plusieurs fois ces deux opérations.

Donnez ici à boire de l'eau magnétisée.

Crampes d'estomac.

Posez la main sur l'estomac, pressez fortement en ayant soin que la main joigne bien l'organe ; magnétisez ainsi pendant quelques instants et dégagez par les jambes.

Frictions sur l'estomac à l'eau magnétisée.

Eau magnétisée à boire.

Recommencez l'opération quelques minutes après, c'est-à-dire après digestion de l'eau.

Aigreurs d'estomac.

Il faut recommencer l'opération par la bouche

que vous ferez entr'ouvrir, descendez lentement en longeant le cou, puis la poitrine, jusqu'au creux de l'estomac, que vous magnétiserez quelque temps.

Eau magnétisée à boire, chaque matin, et toutes les fois que les aigreurs reviennent.

Indigestions.

Commencez l'opération par la tête, descendez sur l'estomac, dégagez le mauvais fluide par les pieds.

Opérez énergiquement les organes de la nutrition, toujours en dégageant les mauvais fluides.

Donnez à boire souvent de l'eau magnétisée.

Observations. — On rencontre des enfants qui ne digèrent même pas le lait de la mère; s'ils sont très faibles, magnétisez un peu de ce lait et donnez-leur en, de temps en temps, une petite cuillerée; si non, donnez très peu d'eau magnétisée.

Vomissements.

Donnez d'abord à boire de l'eau magnétisée, puis vous opérez la tête, descendez sur l'estomac et y tenez la main légèrement, pendant une minute; dégagez le mauvais fluide par les jambes.

Souvent l'eau magnétisée suffit pour guérir cette misère.

Maladies du cœur.

Dégagez beaucoup de fluide au cœur, et rejetez le mauvais, en le descendant par les jambes.

Appliquez pendant quelques instants une main sur le cœur et l'autre sur la tête.

Faites laver la région du cœur avec de l'eau magnétisée, et mettez-y des compresses de cette eau.

MALADIES DU VENTRE

Inflammation des intestins et du péritoine.—Fièvre typhoïde, dissenterie, diarrhée, constipation.

Chez les enfants ces affections sont extrêmement dangereuses; par la médecine ordinaire neuf sur dix en meurent. Opérez-les et ils seront soulagés.

Imposez les mains sur la tête, descendez le fluide jusqu'à l'estomac, et dégagez par les jambes.

Recommencez vos passes à partir de l'estomac, en terminant sur le ventre, et dégagez toujours le maüvais fluide de la même manière.

Appliquez une main sur l'abdomen, l'autre sur le dos; le fluide chaud qui se dégagera de vos mains suffira pour chasser toute inflammation.

Donnez à boire une petite quantité d'eau magnétisée; deux à trois gorgées suffisent pour les enfants.

Même opération, mais plus énergique, pour les grandes personnes; eau magnétisée en plus grande quantité.

CHUTE DU RECTUM

Il faut faire, premièrement, des passes à grand courant, puis, successivement, magnétiser une à une toutes les parties du corps, la tête, la gorge, la poitrine, l'estomac, le ventre, les parties génitales, les jambes, le dos, le rectum.

Recommencez particulièrement pour le rectum.

MALADIE DU FOIE

Opérez le cœur et ramenez le fluide au côté droit que vous opérerez énergiquement; expulsez le fluide mauvais par les jambes et faites ensuite des passes de la tête aux pieds, pour répandre le bon fluide par tout le corps.

AFFECTIONS DE LA RATE

Opérez le cœur et descendez le fluide vers le côté qui est attaqué; appliquez la paume de la main sur la partie douloureuse, et descendez le fluide jusqu'aux pieds.

Beaucoup d'eau magnétisée.

POUR TOUTES ESPÈCES DE VERS, PETITS ET GRANDS

Opérez quelquefois l'estomac et l'abdomen et donnez à boire de l'eau magnétisée, cela suffira. Du reste, quand il n'y a pas trop de vers, cela ne peut nuire au malade; le contraire est le mal.

Tout a un but dans la nature, rien n'est inutile. Vous avez peur de ces fourmilières dans le corps de vos enfants; vous craignez une maladie, c'est naturel, mais soyez tranquille, c'est souvent ce qui entretient la santé et la vie; les vers en trop grande abondance deviennent nuisibles, débarrassez alors l'enfant par l'opération précitée.

MALADIES DE LA VESSIE

Relâchement, incontinence d'urine.

Ayez d'abord l'intention de refermer le canal urinaire. Posez les mains sur la tête, descendez les jusqu'au cœur, et prenez-y du bon fluide que vous amènerez au bas ventre; passez la main le long du dos, et établissez un courant fluidique, après quelques minutes d'expansion de ces fluides ramenez votre main du dos au ventre et opérez

5*

quelques instants des deux mains; dégagez par les jambes.

Faites deux ou trois passes à grand courant et donnez à boire de l'eau magnétisée; cette eau servira pour compresse sur le ventre.

Comme on peut supposer que l'eau magnétisée en compresse doit relâcher au lieu de guérir, je dois ajouter que c'est là un préjugé, l'eau magnétisée ayant toujours la propriété que vous avez eu l'intention de lui donner.

Rétention d'urine.

Opérez le cœur et prenez-y le bon fluide que vous projetterez sur tout le ventre avec l'intention de le faire relâcher; dégagez par les jambes et recommencez plusieurs fois cette opération.

Posez ensuite une main sur la tête et descendez l'autre au-dessous du bas-ventre; établissez un courant fluidique pendant quelques minutes, puis, opérez le cœur et dégagez par les jambes.

Boire de l'eau magnétisée.

Inflammation de la vessie.

Opérez le ventre, puis passes à grand courant.

Magnétisez de l'eau, pour la boire, et mettez-en des compresses, avec la ferme intention d'éteindre l'inflammation. Au besoin, faire prendre un bain magnétisé.

MALADIE ENFANTINE

Vous opérez souvent des enfants qui ont l'air chétifs et misérables; si une légère fièvre les ronge et les mine, opérez-les comme suit :

Imposez les mains sur la tête et dégagez du bon fluide que vous descendrez doucement jusqu'aux pieds; ayez, en même temps, l'intention de disperser le mauvais fluide en dégageant le bon; faites ainsi cinq ou six passes, et donnez à boire de l'eau magnétisée. Les enfants seront soulagés.

FIÈVRE INTERMITTENTE

Opérez la tête et descendez jusqu'àu cœur en y répandant de bons fluides, intentionnellement, pour le projeter sur tout le corps; dégagez le mauvais par les jambes.

Terminez par deux ou trois passes à grands courants.

Eau magnétisée à boire.

Opérez de même les *fièvres inflammatoires*, bilieuses, muqueuses, malignes, etc., etc.

HYDROPISIE

Etendez les mains sur la tête du souffrant et émettez de bons fluides pour le ranimer et lui donner des forces.

Opérez énergiquement le cœur et ramenez le fluide vers le bas-ventre.

Pour terminer, faites des passes à grand courant, c'est-à-dire de la tête aux pieds.

ÉPILEPSIE

Opérez longtemps la tête, avec la volonté la plus énergique; descendez doucement le fluide jusqu'aux jambes et répétez ces passes, pendant plusieurs minutes.

Opérez ensuite le cœur, de la même manière; faites-y des insufflations chaudes.

Donnez à boire de l'eau magnétisée, plusieurs fois par jour.

Les opérations doivent être suivies et régulières.

Contre cette terrible maladie, hélas! la médecine n'a pas de remèdes; mais, si nous considérons le nombre de cures que nous avons obtenues par nos opérations médianimiques, nous sommes tentés de croire que c'est là l'unique remède, ou tout au moins le plus puissant.

HYSTÉRIE

Faites des passes très légères de la tête au cœur, et dégagez par les jambes; opérez ensuite le cœur et projetez de bons fluides sur l'organe affecté.

Eau magnétisée à boire.

ATTAQUE DE NERFS

Opérez la tête et le cœur, puis des passes à grand courant.

HERNIES

Opérez d'abord, à environ dix centimètres autour de la hernie; descendez ensuite la main sur la hernie même et opérez assez longtemps, avec l'intention de faire rentrer l'intestin. Ayez ensuite la volonté de refermer l'ouverture par où la hernie s'est produite, en rapprochant l'extrémité des doigts et en attirant la main vers vous, comme si vous tiriez les cordons d'une bourse pour la fermer.

DÉBOITÉS

Couchez l'enfant sur le côté opposé; opérez depuis la tête, jusqu'à quelques centimètres plus bas que l'os déboîté. Ayez alors l'énergique volonté de presser fluidiquement, pour le faire rentrer en place, et pressez même un peu sur la jambe.

Un conseil. Entre vous, spirites convaincus, tirez la jambe, d'un bon coup sec, et ne craignez pas de la démettre; ne faites ceci qu'après l'opération, c'est-à-dire, après que l'enfant aura été chargé de fluide, ou bien pendant qu'un ami pressera fluidiquement sur l'os démis.

PARALYSIE

Il faut laisser ce genre d'opération aux médiums, qui ont le plus d'énergie, le plus de volonté, et qui émettent facilement des fluides bienfaisants et énergiques.

Opérez ces malades, plutôt chez eux et seuls, dans le calme et le recueillement, sans distraction aucune; votre action sera plus efficace, et vous opérerez avec espoir de succès.

Imposez les mains sur la tête, ayez l'énergique volonté de répandre de bons fluides par tout le corps, afin de ranimer les muscles et les nerfs, et cela, pendant deux à trois minutes; passez ensuite les mains sur le cœur, avec la même intention.

Attaquez alors les membres paralysés, de la manière suivante :

Imposez les mains sur la tête et descendez les, en suivant la colonne vertébrale; arrêtez-vous un peu, aux dernières vertèbres; descendez ensuite le fluide accumulé dans les jambes et dégagez-les.

Pour les bras, opérez la tête, descendez le fluide

dans la nuque, ramenez-le doucement sur les épaules et passez-le dans les bras.

Ces opérations demandent beaucoup de temps, beaucoup d'énergie et doivent être *répétées souvent, et régulièrement.*

Donnez à boire de l'eau magnétisée.

CONVULSIONS DES ENFANTS

D'habitude on les plonge dans l'eau. Plongez-les dans un fluide rafraîchissant, et entourez leurs petits corps de ce bon fluide que votre volonté saura bien dégager ; entourez l'enfant, ainsi, pendant plusieurs minutes ; opérez ensuite le cœur et l'estomac, mais légèrement, et descendez, par les jambes, les fluides accumulés sur ces deux organes.

PLAIES

Faites d'abord quelques passes depuis la tête jusqu'aux pieds ; puis, tenez la main devant la plaie, à quelques centimètres de distance ; ayez la ferme volonté de dégager du bon fluide pour ranimer cette chair malade.

Après une minute d'expansion fluidique, remontez au cœur et émettez de bons fluides; descendez ensuite le fluide et le sang jusqu'à la plaie. Observez bien ce point : le fluide et le sang sont d'un même dynamisme, le second suit le premier et vous amenez ainsi un sang purifié dans la plaie; gardez-le, là, quelques instants, en y imposant les mains à un ou deux centimètres de la plaie, el cessez.

· Donnez de l'eau magnétisée pour laver légèrement les chairs meurtries.

Pour opérer les plaies, au-dessus du cœur, il faut être prudent; tenez une main sur la tête et de l'autre, remontez le fluide légèrement, et sans secousses.

Il faut répéter ces passes dix à quinze fois.

Opérez de la même manière, les *contusions*, les *brûlures*, les *engelures*, les *abcès*, les *varices*, les *panaris*; pour ce dernier cas, mettre de l'eau magnétisée en compresses sur le panaris.

RHUMATISME

Opérez le cœur, dégagez de bons fluides et dirigez-les vers les parties rhumatisées; répétez ces passes, pendant deux ou trois minutes, à chaque opération.

Boire très souvent de l'eau magnétisée.

Même opération pour la *sciatique*, la *goutte*, et les *entorses*.

CANCER

Posez les mains sur la tête, et descendez-les sur le cancer, n'importe où il est placé, mais à quelque distance du mal; envoyez-y du fluide, avec la bonne intention de guérir, et toujours vous devez avoir cette intention.

Opérez ensuite le cœur et ramenez le fluide jusqu'au cancer, lentement et sans secousses; dégagez par les bras. Rappelez-vous ce que déjà je vous ai dit : Le fluide et le sang étant d'un même dynamisme, vous vous rendez facilement compte de l'effet que doit produire cette opération.

CALCULS DE LA VESSIE

Descendez le fluide de la tête au cœur, pour le

ramener ensuite sur le ventre, dans la région de la vessie ; passez une main sous le dos et vers les reins, et établissez un courant fluidique ; dégagez par les jambes.

Eau magnétisée à boire.

CALCULS BILIAIRES

Descendez le fluide de la tête au cœur, menez-le ensuite sur le foie ; après quelques minutes de cette magnétisation, dégagez par les jambes.

Eau magnétisée à boire.

DANSE DE SAINT GUY

Magnétisez très légèremet la tête, avec la bonne intention de guérir ; puis, deux ou trois passes à grand courant.

Eau magnétisée à boire.

MUTISME

Les malheureux muets sont bien à plaindre, et plus qu'on ne le pense ; faites tout ce qui dépend de vous pour rappeler le sens qui leur manque.

Posez les mains sur la tête et descendez-les sur la bouche ; restez-y quelques instants. Opérez le larynx, en prenant la gorge dans les deux mains, puis, descendez au cœur, et dégagez par les jambes.

Recommencez l'opération, opérez encore le larynx, descendez au creux de l'estomac, dégagez toujours par les jambes.

Cette opération doit être répétée tous les deux jours, à heure fixe, le matin ou le soir.

Eau magnétisée à boire.

CHOLÉRA

Le choléra se guérit très facilement.

Magnétisez de l'eau et faites en boire au malade de grandes quantités ; plus il en boira et plus vite il sera guéri.

Posez les mains sur la tête avec la bonne intention de guérir ; dégagez-y beaucoup de fluide ; passez vos mains rapidement sur le corps, sans presque le toucher, et dégagez par les jambes.

Répétez ces passes aussi souvent que vous le jugerez nécessaire.

N. B. Il est important de se laver les mains à l'eau magnétisée, après chaque opération, le choléra étant essentiellement contagieux ; cette précaution, il est prudent de la prendre avec toutes les maladies de ce genre.

En général, se laver soigneusement les mains après toutes magnétisations, quelles qu'elles soient.

ENPOISONNEMENT

Magnétisez de l'eau et rendez la tiède, pour en faire prendre au malade, jusqu'à vomissement.

Passez rapidement les mains sur l'estomac et dégagez par les jambes.

ÉVANOUISSEMENT

Faire des passes de la tête aux pieds et revenir sur le cœur ; émettre du fluide pendant quelques minutes et dégager par les deux bras, en remontant, mais sans secousses ; avant de terminer ces passes, mettre la paume de votre main contre la paume

des mains du malade pour établir un courant fluidique.

Poser de nouveau les mains sur la tête, puis les
descendre sur la poitrine et les y laisser quelques
instants, les appuyer sur le cœur et dégager par les
jambes.

Eau magnétisée, en compresses, sur le front.

FOLIES

Poser les mains sur la tête ; magnétiser énergiquement le cerveau, et établir des courants fluidiques :

1° Du front au derrière de la tête ;

2° Entre les tempes ;

3° D'une oreille à l'autre.

Enfin autour de la tête.

Magnétiser le cœur et prendre de bons fluides que
l'on projettera sur le cerveau du malade.

Magnétiser de l'eau, avec l'intention de la
rendre aussi froide que de la glace, si c'est possible ;
la verser sur la tête, et y appliquer des compresses
de cette eau glacée.

La glace magnétisée est préférable.

DÉLIRE DE L'IVRESSE

Magnétisez le sujet de la tête aux pieds par plusieurs passes ; magnétisez ensuite fortement la tête,
en faisant une invocation intérieure, avec la ferme
volonté que l'esprit troublé reprenne ses sens.

Même opération pour les excès de la table.

DENTITION DES ENFANTS

Autant que faire se pourra, laissez agir la nature; cependant, si les enfants souffraient trop, faites l'opération qui suit, pour les maux de dents.

MAUX DE DENTS

Magnétisez le sommet de la tête, descendez les mains le long des mâchoires, et dégagez par le menton.

Recommencez l'opération et dégagez toujours par le menton.

Recommencez encore, descendez au cœur et dégagez par les jambes.

Eau magnétisée, que l'on promènera dans la bouche à l'aide de la langue.

ACCOUCHEMENT LABORIEUX

Appliquez la main sur l'abdomen afin d'aider le travail; descendez le fluide sur le bas-ventre, pour dilater les organes.

HYDROPHOBIE

La morsure doit être traitée par la chirurgie. C'est une maladie mortelle, mais la force de volonté peut beaucoup pour l'alléger.

Faites tenir, ou, au besoin, liez le malade; opérez énergiquement sur la tête et sur le cœur.

Tâchez de lui faire boire de l'eau magnétisée.

DIABÈTE

Commencez l'opération magnétique par la tête et répandez du fluide bienfaisant sur tout le corps.

Opérez ensuite le cœur, l'estomac et tous les organes de la nutrition.

Recommencez au cœur, puis au creux de l'estomac et descendez au foie qu'il faut opérer longtemps; c'est là la source du mal.

Les opérations magnétiques des organes de la nutrition doivent être faites très énergiquement.

Eau magnétisée à boire, principalement après les repas.

NOYÉS

Aussitôt qu'on a retiré une personne de l'eau, *si elle n'est pas morte*, lui poser les mains sur le cœur avec l'intention d'émettre du fluide très chaud, promener les mains sur tout le corps pour le ranimer et insuffler du fluide vital par la bouche; faire des passes à grand courant, et pour ne pas laisser refroidir le corps, l'envelopper dans des couvertures de laine, afin que la chaleur que vous lui avez donnée ne se perde pas.

Ne jamais l'abandonner qu'il n'ait fait un mouvement.

Aussitôt que la personne aura repris connaissance, l'entourer d'un bain fluidique à l'aide de nouvelles magnétisations.

HÉMORRAGIES SPONTANÉES

Posez les mains sur la tête et descendez-les sur le front; de là sur les oreilles, le nez, la bouche, et dégagez par le menton.

Posez de nouveau les mains sur la tête, descendez-les sur le cœur, dégagez par les jambes.

Eau magnétisée pour boire, en aspirer par les narines.

MALADIE DE LA MOELLE ÉPINIÈRE

Posez les mains sur la tête et descendez-les au cœur qu'il faut magnétiser pendant quelque temps; dégagez par les jambes.

Magnétisez de nouveau la tête et accumulez-y de bons fluides que vous descendrez, très doucement, le long de l'épine dorsale ; dégagez toujours par les jambes.

Recommencez plusieurs fois ces deux opérations.

Eau magnétisée à boire.

NERF LEVÉ

Commencez l'opération à l'épaule, et suivez le nerf jusqu'à l'endroit où se termine le mal ; tenez-y les doigts, assez longtemps, et dégagez par l'extrémité du bras. Recommencez plusieurs fois cette opération.

Eau magnétisée, en lotions.

ENTORSES

Commencez au genou et descendez lentement les mains jusqu'à la partie douloureuse ; saturez-la fortement de fluide, puis, tirez énergiquement sur la jambe pour étendre le pied.

Recommencez plusieurs fois cette opération, toujours en dégageant le mauvais fluide par l'extrémité du pied.

Eau magnétisée, en lotions et en compresses.

PERTE DES MENSTRUES, RÈGLES DIFFICILES

Faiblesse, ou suites de maladies.

Opérez depuis l'estomac jusqu'au bas du ventre ; ensuite, dégagez par les jambes.

Eau magnétisée à boire.

CHUTE DE LA MATRICE

Etendez les mains sur le bas-ventre et remontez lentement le fluide vers le haut du corps (côté droit), avec l'intention de remettre l'organe à sa place; descendez le fluide par le bras et dégagez-le. Ou bien encore, posez une main à quelque distance du bas ventre, l'autre sur le dos et établissez des courants fluidiques, vous obtiendrez le même résultat; la pression des mains n'est nécessaire que dans des cas bien rares, le fluide fait tout.

Même opération pour *l'inflammation* ou le *relâchement* de la matrice.

Eau magnétisée à boire.

CHUTE DU RECTUM

Passes à grand courant, puis successivement, magnétiser une à une toutes les parties du corps en commençant de face, par la tête, la gorge, la poitrine, l'estomac, le ventre, le bas-ventre et les jambes; enfin, derrière la tête, la nuque et descendre les mains le long de l'épine dorsale, jusqu'au rectum, où vous vous arrêterez quelque temps; puis, dégagez par les jambes.

Recommencez plusieurs fois l'opération par le dos, et magnétisez spécialement le rectum.

AFFECTIONS HÉMORROÏDALES

Opérez le cœur, l'estomac, le ventre, et dégagez par les jambes.

Eau magnétisée à boire, très souvent.

HALEINE FORTE

Magnétisez fortement l'intérieur de la bouche; ayez l'intention de faire pénétrer le fluide dans les poumons, avec l'air que le malade respire.

Magnétisez ensuite les poumons à travers la poitrine, puis sur le cœur; prendre de bons fluides et les faire entrer par la bouche; en projeter finalement sur tout le corps.

Eau magnétisée à boire, et en gargarismes.

PUNAIS

Même opération que la précédente, mais en faisant pénétrer le fluide par les narines; faire aspirer fortement de l'eau magnétisée.

INSTRUCTIONS MÉDIANIMIQUES

Sur la phtisie pulmonaire données par l'Esprit du docteur Demeure.

Médium : Céphaz.

« La phtisie est une des maladies les plus terribles qui affligent l'humanité. Ceux qui payent chàque année un funeste tribut à ce fléau destructeur sont très nombreux.

« Nous allons vous présenter quelques considérations qui pourront vous aider à soulager, et même à guérir, chez beaucoup de vos frères, cette maladie restée jusqu'à ce jour incurable.

« L'acte important de la respiration a pour conséquence, comme vous le savez, d'introduire dans le sang la quantité d'oxigène nécessaire à la combustion du carbone que le corps absorbe par les voies digestives. C'est aux poumons que s'opère cette infusion de l'oxigène dans le sang; plus le volume de ces organes est considérable, plus le sang reçoit d'oxigène, et mieux s'effectue le phé.

nomène indispensable de la combustion. Si, au
contraire, les poumons sont peu développés, l'oxigène n'arrive pas au sang en quantité suffisante, et
la combustion se ralentit d'autant. De cet état anor-
mal, il résnlte qu'il reste dans l'organisme une
trop forte proportion de carbone non brûlé, ce qui
détruit l'équilibre entre les divers éléments des-
tinés à constituer les tissus corporels.

« Mais, si la science a parfaitement défini le
rôle de l'oxigène dans la combustion du carbone,
elle n'a pas dit encore ce que devient le carbone
une fois brûlé. Incontestablement, il doit avoir,
après cette opération, des propriétés, qu'il ne pos-
sédait pas auparavant, propriétés qui lui permettent
de se comporter d'une manière différente avec
les autres éléments de l'organisme ; s'il en était
autrement, le phénomène de la combustion n'au
rait pas sa raison d'être.

« La combustion est, vous le savez, la combinaison d'un corps avec l'oxigène, avec dégagement de
chaleur, de lumière et quelquefois d'électricité.
Le carbone, en brûlant dans le sang, a pour résultat d'entretenir la chaleur vitale du corps. Mais, si
on prend la peine d'aller au fond des choses, on
s'aperçoit que ce n'est pas là la seule conséquence
du phénomène . Après toute combustion, il reste
un résidu de matière qui n'a pas pu se combiner
avec l'oxigène ; ce résidu, dans les corps organiques qu'on brûle, se nomme cendre. Il est indu-
bitable que l'acte de la combustion intra-organi-
que du carbone doit également laisser un résidu.

Ce résidu, vous l'avez déjà deviné, n'est autre chose que l'azote ; car on vous a dit ailleurs que le carbone suffisamment élaboré dans les organes, se convertit en azote (1).

« C'est le phénomène de la respiration qui a pour but de provoquer cette transformation. En soumettant à l'analyse chimique les divers éléments qui constituent le corps, on trouve que l'azote en fait partie dans une notable proportion. Si d'un autre côté, on calcule la quantité de ce gaz ingérée avec les aliments, on verra qu'elle est inférieure à la quantité existant dans les organes. Or, comme ce gaz ne peut s'assimiler par les voies respiratoires, puisqu'il est irrespirable, on sera amené à conclure logiquement que l'excédant se fabrique dans l'organisme. Des études et des expériences sérieuses ne tarderont pas à démontrer cette vérité d'une manière irréfutable.

« Une certaine partie du carbone introduit dans le corps avec les aliments, n'est pas prête à subir cette transformation au contact de l'oxigène. Celui-là est ramené au dehors, sous forme d'acide carbonique, par l'acte de l'expiration ; il va chez les plantes recevoir un supplément d'élaboration, en attendant que le moment soit venu de rentrer dans l'organisme humain.

« D'après les données qui précèdent, nous pouvons définir la respiration : l'acte par lequel l'oxi-

(1) Le docteur Demeure soutient, comme tous les spirites en général, l'idée de l'unité de la matière.

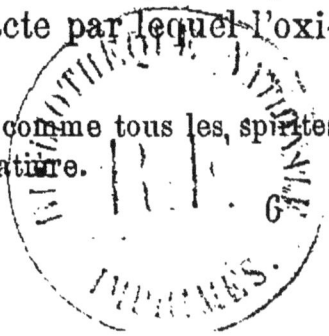

6

gène, introduit dans le sang par les poumons, brûle une quantité suffisante de carbone pour produire l'azote nécessaire à l'entretien des organes. Si, par une cause quelconque, le poumon vient à ralentir ses fonctions, les tissus de l'organisme ne pouvant plus s'alimenter convenablement d'une substance qui leur est indispensable, le dépérissement, la maigreur, la consomption, en un mot, s'en suivent, et la mort arrive fatalement, comme conséquence forcée de ce vice dans le fonctionnement des organes.

« La phtisie a généralement pour cause un défaut de constitution héréditaire, par suite duquel les poumons sont empêchés d'atteindre un degré suffisant de développement et sont impuissants, pour cette raison, à fournir au sang assez d'oxigène pour brûler une quantité convenable de carbone. Il arrive aussi quelquefois que cette maladie a une origine tout accidentelle, comme par exemple l'introduction, par les voies respiratoires, dans le poumon, d'un germe morbide qui se développe aux dépens de la substance de cet organe. Le manque d'azote se fait promptement ressentir dans tout l'organisme, mais plus particulièrement dans les poumons, dont il est, à l'état normal, l'un des principaux éléments constitutifs; et il est là plus indispensable qu'ailleurs, en raison de ses propriétés bien connues d'arrêter la combustion et d'empêcher, par conséquent, les autres éléments organiques de se combiner avec l'oxigène qui les entraînerait au dehors par l'acte de l expiration.

« Cela explique comment, l'azote venant à faire

défaut, les poumons s'usent et se décomposent promptement au contact de l'oxigène.

« Des observations qui précèdent, il vous est facile de déduire le remède à appliquer dans cette maladie. Comme l'oxigène est insuffisant à brûler assez de carbone, il faut s'attacher à faire pénétrer dans l'organisme la plus grande quantité possible de carbone brûlé, c'est-à-dire d'azote. A cet effet nous recommandons aux malades un régime alimentaire composé de viandes blanches, d'œufs, de lait, de beurre, en un mot, de substances où l'azote prédomine. Lorsque la maladie est arrivée à une certaine période, ce régime n'est plus suffisant pour amener la guérison. Il faut que le traitement fluidique intervienne directement. En effet, les organes pulmonaires, ayant atteint un certain degré de décomposition, tous les atomes d'azote amenés par la circulation sont successivement infectés de la tendance maladive, et au lieu de réagir pour enrayer le mal, ils l'excitent, au contraire, en lui fournissant un nouvel aliment.

« Pour obtenir un résultat satisfaisant, il faut que l'action fluidique intervienne avec une grande énergie. Il faut que l'azote libre et non combiné avec d'autres corps, parvienne directement au poumon pour le cautériser, si nous pouvons ainsi dire, et arrêter sa désorganisation.

« A certains moments de la journée, convenus d'avance entre vous et le malade, projetez avec toute la force de volonté dont vous êtes capable, le gaz ozatique vers ses poumons. Si vous avez soin de le diviser convenablement par la pensée, c'est-à-dire de faire le travail avec une attention soutenue, l'azote pénétrera par les pores dans l'organisme, et ira de lui-même se placer sur la plaie qu'il est destiné à guérir.

« Voilà l'action principale à accomplir pour le moment; cela ne doit pas vous dispenser de faire suivre à la malade le régime que nous avons indiqué plus haut. Vous pouvez également introduire dans le sang une quantité d'azote assez notable par le véhicule de l'eau magnétisée. Lorsque vous magnétiserez cette eau, puisez, par la pensée, les éléments azotiques dans le fluide périsprital de vos associés fluidiques, les Esprits amis ; vous trouverez là de l'azote beaucoup plus subtil que celui de l'atmosphère, et par conséquent, plus facilement assimilable par les tissus malades. Du courage, donc! et de la bonne volonté ; nous vous prêterons tout notre bon secours. »

Pour clore les instructions qui nous ont été données sur la médiumnité guérissante, nous parlerons de quelques corps conducteurs du fluide magnétique, et principalement, *de l'eau magnétisée.*
Selon Du Potet : La plupart des corps inertes paraissent être d'excellents réservoirs magnétiques, mais l'on doit choisir ceux qui sont susceptibles de la plus haute saturation du fluide. Si tous conservent l'influence du magnétisme, il convient cependant de rejeter ceux qui, par les propriétés qui leur sont inhérentes, pourraient porter préjudice aux

malades. Il serait difficile d'en faire l'énumération, car tel objet dont le contact est désagréable pour un sujet sera propice pour un autre. Ainsi, le fer et le verre, qui selon Mesmer produisaient les meilleurs effets, ont donné des résultats opposés entre les mains d'autres magnétiseurs.

Le cuivre et les métaux d'alliage, fatiguent souvent les malades d'une grande sensibilité nerveuse (1); l'argent même leur a parfois causé de l'aversion (2).

« Nous constaterons que les métaux, outre leur grande perméabilité au magnétisme, provoquent des sensations très variables, suivant l'irritabilité du système nerveux ; cependant, l'or et le platine semblent faire exception : l'observation nous a toujours démontré que l'or produit, chez le plus grand nombre, une sensation fort agréable (3), ils éprouvent à peu près le même effet du platine.

« La plume, la soie, les fourrures, la résine, la paille, la cire d'Espagne, ont le plus souvent déterminé une fâcheuse influence.

« Parmi les étoffes, le fil et la laine sont les meilleurs conducteurs du fluide magnétique, et cette propriété n'offre aucun préjudice à leur conductibilité. Ces étoffes favorisent singulièrement la transmission du fluide. Le coton n'est pas non plus un mauvais conducteur, mais la soie présente

(1) « Théorie du somnambulisme », par Tardy de Montravel, p. 70.

(2) Despine, « Observ. de méd. prat. », p. 41.

(3) Despine, Tardy de Montravel, Mielle, Charpignon.

6*

des obstacles quelquefois invincibles, soit à cause de sa faible perméabilité, soit à cause des sensations nuisibles qu'elle engendre. Quant à l'action du filet de la laine comme réservoir magnétique, nous avons toujours eu à nous louer des résultats obtenus.

« Nous passons rapidement sur les diverses propriétés des corps inertes, parce qu'elles échappent à l'analyse. Ces corps peuvent donc, dans la plupart des cas, servir de dépositaires et de conducteurs de l'agent magnétique ; ils calment les douleurs — entretiennent le sommeil et régularisent la circulation. On magnétise avec avantage un mouchoir, des bas, des vêtements, etc. ; des aliments magnétisés sont digérés facilement, mais de tous les corps connus, l'eau est infailliblement le meilleur réservoir pour condenser et propager le fluide magnétique ; c'est pourquoi nous allons lui consacrer un article particulier.

EAU MAGNÉTISÉE (1)

Dans tous les temps et chez tous les peuples, on a cru l'univers peuplé d'Esprits, les uns bons, les autres mauvais, et l'on regardait les maladies dont la cause échappait aux investigations des hommes, comme un effet de la colère des dieux ou des artifices des démons.

Les premiers païens ayant une tendance à diviniser tous les corps nécessaires à la vie, l'eau fut

(1) Du Potet, « Cours de magnétisme ».

un des premiers éléments auxquels ils adressèrent leurs prières : Neptune fut pour eux le dieu animé. Par la suite, les prêtres soumirent l'eau à une consécration particulière sous le nom *d'eau lustrale*. On en conservait à la porte des temples pour que chacun put se purifier par un lavage, afin de se rendre les dieux favorables et d'échapper aux embûches des Esprits nuisibles.

L'eau d'expiation des Hébreux, que l'on appelait encore *eau* de séparation (1) , se préparait avec de la cendre d'une *jeune vache rousse* que l'on sacrifiait avec une grande pompe religieuse. Cette eau servait de purification pour les souillures du corps et de l'Esprit. De là, sans doute, l'origine de l'eau bénite de l'Eglise romaine, que l'on apprête avec du sel et le concours des prières et des exorcismes. Sur la fin du IVe siècle, l'eau bénite était considérée comme un excellent moyen de mettre les Esprits en fuite. Cet acte pieux était accompagné d'une formule de prières qui variait d'après la nature de l'objet que l'on se proposait (2). Si l'on en croit saint Thomas d'Aquin (3), l'eau bénite avait le privilège de guérir les maladies que l'on attribuait alors aux obsessions du démon, telles que les hallucinations, l'hystérie, la catalepsie, etc., sur lesquelles notre eau magnétique produit certainement des effets avantageux. Alexandre Ier, sous le pontificat duquel paraît remonter la découverte

(1) « Nombre », chap. XIX.
(2) « Antiquités romaines,» par Al. Adam, t. J, p. 71·
(3) Sent. Disting 6.

de cette pratique, recommandait au clergé de bénir l'eau salée, avec l'intention de détourner des chrétiens les *fantômes et les illusions de Satan* (1). Palladius, évêque de Cappadoce, écrit dans la *Vie de saint Macaire*, qu'on amena à ce pieux solitaire une jeune femme qui se croyait changée en jument. Saint Macaire la fit plonger dans l'eau bénite, et cette hallucination se dissipa. Théodoret (2) rapporte plusieurs exemples de guérisons obtenues par l'eau bénite. « L'évesque Malachie, assure Leloyer (3), guérit une femme phrénétique, liée de cordes, commandant qu'on la plongeât en l'eau qu'il avoit béniste. » Odillon, abbé de Cluny, remit certain chevalier en son bon sens, en l'aspergeant d'eau bénite.

Faut-il s'étonner qu'en des temps où de nombreuses épidémies se présentaient sous la forme de véritables obsessions aux yeux du vulgaire, le monopole de la médecine, uniquement concentré entre les mains des prêtres, se soit ressenti des préjugés et des convictions de l'époque ? Non ; et, sans porter atteinte aux intentions de la Providence, nous croyons pouvoir affirmer qu'une eau consacrée avec la *volonté formelle* de rendre la santé à de pauvres hallucinés, a dû, dans bien des cas, agir à la manière de notre eau magnétisée, abstraction faite de l'influence de la *médecine d'imagination*.

Le mystère, dont les anciens ont constamment entouré toutes leurs découvertes, laissera probablement

(1) Leloyer, « Hist. des spectres », p. 922.
(2) « Hist. Ecclésiastique », liv. V.
(3) Ouvrage cité, page 925.

toujours planer un doute sur l'origine de la médecine magnétique; mais les progrès de la science nous
permettent de nous affranchir aujourd'hui des té-
moignages de l'antiquité. Il n'y a personne, dans la
pratique médicale du magnétisme, qui n'ait eu à se
louer de l'efficacité de l'eau magnétique, Mesmer
en faisait un fréquent usage (1), il s'en servait
même avec avantage sous forme de bains locaux.
« L'eau, dit le docteur d'Eslon, est le corps qui se
charge le plus de fluide; il doit être propre à porter
et propager le magnétisme (2). » C'est aussi l'opinion de Deleuze (3), qui soutient qu'il est toujours
utile de faire boire de l'eau magnétisée aux malades. « L'eau magnétisée, ajoute-t-il, a cet avantage
qu'elle ne peut faire de mal, qu'elle passe facilement, et que les malades la boivent avec plaisir. J'ai
vu cette eau produire des effets si merveilleux,
que je craignais de me faire illusion et que je n'ai
pu y croire qu'après des milliers d'expériences. »
Le marquis de Puységur (4), accordait une grande
confiance à l'eau magnétisée. Le docteur Rouil-
ler (5) considérait l'eau magnétisée comme le meilleur accessoire du magnétisme ; il déclare l'avoir
toujours employée avec succès. L'auteur de la
Théorie du somnambulisme (6) constate que cette
boisson a souvent suffi pour rappeler la santé.

(1) Aphor, 320.
(2) Aphor, 21.
(3) « Histoire crit., t, I. p. 124.
(4) « Mémoires », etc. p. 107.
(5) Ouvrage cité, p. 53-54.
(6) Page 13 de l'avant-propos.

· Enfin, tous les magnétiseurs fluidistes, dont on peut invoquer l'autorité, Mïalle, Du Potet, Charpignon, etc., sont du même avis sur les effets salutaires de l'eau magnétisée.

Pour notre part, nous sommes heureux d'avoir trouvé l'occasion, dès le début de nos opérations magnétiques, d'en pouvoir apprécier l'efficacité, et l'on a dû remarquer, dans les instructions qui précèdent, que l'Esprit bienvèillant du docteur Demeure en ordonne constamment l'emploi ; aussi, notre confiance dans ses vertus curatives est inébranlable aujourd'hui.

Magnétisation de l'eau.

Les procédés les plus simples que nous employons pour magnétiser l'eau consistent à introduire le fuide par l'orifice du vase en y pénétrant le bout des doigts, et à faire des passes du haut en bas ; ou bien à tenir le vase entre les deux mains, à établir des courants fluidiques, et à diriger sur le liquide de longues insufflations ; cette dernière méthode, qui parait être la plus active, nous oblige cependant, pour des raisons de convenance, à recourir aux passes et aux courants.

Suivant Deleuze (1) : on magnétisera une carafe d'eau en deux ou trois minutes, et un verre d'eau en une minute. Nous pensons que le temps nécessaire, pour ce genre de magnétisation, doit être subordonné aux effets qu'on veut réaliser, au tempérament du sujet ou aux forces du médium.

(1) « Instr. pratique », p, 73.

L'Ecole de Nancy et *l'Ecole de Paris*, représentées par les principaux docteurs de leurs facultés de médecine, consacrent la majeure partie de leurs études et de leurs publications à l'hypnotisme, à la suggestion, à la transmission de pensées, à la provocation du sommeil somnambulique à distance; ces savants le savent, ils font tout simplement du magnétisme; par lui, ils guérissent, modifient sensiblement leur thérapeutique, changent aussi la pénalité dont les juges se servaient pour une foule de cas soumis actuellement à l'investigation des docteurs anti-mesmériens.

C'est une révolution profonde pour la loi, pour le code pénal, pour l'académie de médecine, car, le magnétisme est le *fiat lux* pour ces corporations puissantes; en éclairant les points obscurs sur lesquelles elles basaient leur infaillibilité et leurs préjugés il a rendu le plus grand service à l'humanité.

Déjà M. le docteur Liébault, de Nancy, a reconnu l'influence de l'imposition des mains sur un malade; il a constaté que l'eau magnétisée avait la puissance guérissante; le mouvement est donné, et bientôt, nous en avons la conviction, la science établira par A plus B et mathématiquement, l'existence de l'âme, son immortalité, avec toutes les conséquences inéluctables qui en découlent; la voie qu'elle s'est tracée la conduit fatalement à ce résultat prévu par les magnétiseurs, par les spirites sérieux de la grande école, par tous les progressistes.

O vous qui nous lisez, chefs de famille, frères, sœurs, si vous êtes doués du simple bon sens, apprenez à connaître ce que c'est que le magnétisme, et appliquez-le sagement et résolument, dans le milieu où vous vivez.

Guérissons-nous les uns les autres, ce sera le moyen le plus pratique pour nous entr'aider, nous estimer, nous rendre justice; ainsi, nous apprendrons mutuellement à appliquer en tout la solidarité qui prépare l'harmonie; responsables de nos actes, nous moraliserons l'individu, et conséquemment la nation, en chassant l'égoïsme et le personnalisme qui la dévore et l'abâtardit.

Soyons des gens pratiques, justes et rationnels; ayant la santé de l'esprit et celle du corps, par l'application soutenue du *mens sana in corpore sano* des anciens.

Le magnétisme et le spiritisme, pouvant seuls établir cette formule sur des bases inébranlables, pratiquons-les avec esprit de suite, avec savoir, pour en tirer les conséquences sociales et scientifiques qu'ils nous apportent.

C'est notre devoir et notre droit; créé pour ce but, l'homme éclairé doit accomplir la mission sacrée et voulue par le *fluide universel*, ou Dieu, dont il émane, qu'il représente sur cette terre, sur laquelle il a toute puissance.

Si l'homme, illogique jusqu'à la folie, se refusait à cette mission, bien vite il y serait ramené par le mal qu'il aurait volontairement créé et qui l'opprimerait; inéluctablement et logiquement, nous le répétons, des réincarnations successives de son moi conscient le forceraient, l'obligeraient à créer le bien, le beau, le bon et le juste.

Sans la justice, l'homme se diminue; avec elle, il se relève. Guérir les plaies morales, sociales et corporelles, c'est s'incarner dans l'esprit de justice qui est toute harmonie.

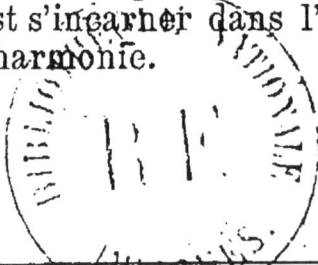

Paris. — Impr. des Arts et Manufactures, 12, rue Paul-Lelong
M. BARNAGAUD.

Composition mécanique système CH. LÉPICE, 20, rue Hérold.
4.000 lettres à l'heure.

BIBLIOGRAPHIE

PHOTOGRAPHIES DU DOLMEN D'ALLAN KARDEC.   1.50
Emaillées 3.50
L'âme et ses manifestations dans l'Histoire, par Eugène
    Bonnemère. 3.50
Recherches sur le spiritualisme, par W. Crookes (relié 4.50). 3.50
Episode de la vie de Tibère, œuvre de vie médianimique . .   3.50
L'Abbaye des Bénédictins, par l'esprit de J. W. Rochester,
    2 vol. . . . .   6. »
La Magie dévoilée, par M. le baron du Potet . . . .   50. »
RECUEIL DE PRIÈRES spirites, 1.50 ; reliure chagrin . . .   3. »
CONFÉRENCES SPIRITES faites en 1884 par M. Vallès. . .   2. »
    Les trois premières années, 1882, 1883 et 1884 . . . .   5. »
LA CHUTE ORIGINELLE SELON LE SPIRITISME, par
    M. J.-E. Guillet 4.50
Les quatre Evangiles de J.-B. Roustaing et le Livre des
    Esprits . . . .   1. »
Le Spiritisme dans l'antiquité et dans les temps mo-
    dernes, par le Dr Vahu . . . .   5. »
Choix de dictées spirites, qar le Dr Vahu . . . . . .   1. »
Psychologie transformiste, évolution de l'intelligence . . .   1. »
Etudes spirites, groupe bisontin. Etudes économiques . . .   1.50
La Muse irritée, poésies spiritualistes . . . .   3. »
Photographies d'Allan Kardec, première grandeur. 3.50
Choses de l'autre monde, 3e édition, par E. Nus. 3.50
Les Chrysantèmes de Marie, par C. Chaigneau 3.50
Hygiène des nouveau-nés, de l'enfance, de l'adolescence.   3.50
Conseils aux pères de famille, Dr Wahu 1.50
Spiritisme, fakirisme occidental, Dr Gibier. . . . . . .   4. »
M. le Marquis, histoire d'un prophète, par Mme Claire Vautier . 4. »
La Cité chinoise, par G. Eug. Simon, ancien consul de France
    en Chine 3.50
PENSÉES DE CARITA et réflexions de Marie . . . . . .   1. »
La Raison du spiritisme. . . . .   3. »
La Théosophie bouddhique, c'est le nihilisme, par la So-
    ciété Atmique . . . .   1. »
Préface des Commentaires sur le sômedaevo de Gaeto-
    mo (Société Atmique) . . . .   1. »
Causeries spirites, dialogue sur les questions que le
    spiritisme soulève . . . .   3. »
Le Messie de Nazareth. . . . .   3. »
Deux Commandements du Christ. Fables, contes et son-
    nets 1.50
CHOSES DE L'AUTRE MONDE, par Eugène Nus. 3.50
Le Spiritualisme dans l'histoire, relié, par Rossi de Gusti-
    niani . . . .   3. »
Les grands Mystères, par Eugène Nus. . . . .   3. »
Les Dogmes nouveaux, par E. Nus 2.50

Paris. — Imp. des Arts et Manufactures, 12, rue Paul-Lelong. — 5840-3-88.

Composition Mécanique système CH. LÉPICE, 20, rue Hérold.
4,000 lettres à l'heure.

Paris. — Imp. des Arts et Manufactures, 12, rue Paul-Lelong. — 5840-3-18.

Composition Mécanique système CH. LÉPICE, 20, rue Hérold.
4,000 lettres à l'heure.

www.ingramcontent.com/pod-product-compliance
Lightning Source LLC
Chambersburg PA
CBHW071501200326
41519CB00019B/5828